Trainingsplan-Blueprint

Nicolas Mehl und Marius Müller

Hier geht's zu unserem Blog

Sollten während des Lesens Fragen aufkommen, kannst Du Dich jederzeit per E-Mail an uns wenden (info@content-dou.de). Für unseren Erfolg auf Amazon sind Kundenrezensionen extrem wichtig. Wir würden uns freuen, wenn Du uns Deine Meinung zum Buch auf Amazon mitteilst.

VORWORT

Hallo Sportsfreund. Schön, dass Du auf unser Buch gestoßen bist. Vorab möchten wir uns gerne vorstellen. Wir sind Marius und Nico, langjährige Freunde und Betreiber einer kleinen Text-Agentur mit dem Schwerpunkt auf Themen wie Sport, Gesundheit und Ernährung. Gemeinsam haben wir hunderte von Artikeln zu besagten Themenschwerpunkten verfasst und eine Menge Hintergrundwissen angehäuft. Nico ist ausgebildeter Physiotherapeut und kann diese Expertise wunderbar durch sein Grundverständnis für den menschlichen Körper sowie anatomische und physiologische Kenntnisse ergänzen. Dazu kommt, dass wir selbst seit Jahren Muskeltraining betreiben und dadurch unsere eigenen Erfahrungswerte einfließen lassen können. Mit diesem Buch haben wir uns einen kleinen Traum erfüllt. Das Ziel ist es, Dir die Grundlagen der Trainingsplanung umfassend und möglichst gut verständlich näherzubringen. Wir erläutern Dir alle Bausteine, die es beim Erstellen eines Trainingsplanes zu beachten gilt. Dabei gehen wir sowohl auf reinen Muskelaufbau, als auch auf dezidiertes Krafttraining ein. Nach dem Lesen dieses Buches solltest Du in der Lage sein, Dir einen Trainingsplan zu erstellen, der perfekt auf Deine individuellen Bedürfnisse abgestimmt ist und Dir die maximalen Trainingserfolge verschafft. Betrachte Deinen Körper als eine Baustelle. Du bist der Architekt und bekommst von uns eine Blaupause an die Hand, mit der Du Deinen Körper nach Deinen persönlichen Wünschen und Zielstellungen verändern kannst.

INHALT

KRAFT- ODER MUSKELAUFBAU – WAS SIND DIE VORTEILE?

In diesem Buch werden wir uns sowohl mit dem Kraft-, als auch mit dem Muskelaufbau befassen. Damit Du abwägen kannst, welcher Bereich für Dich von größerem Interesse ist, musst Du natürlich die Vor- und Nachteile kennen. Denn obwohl es für die meisten Menschen dasselbe ist, sind Kraft- und Muskelaufbau zwei grundverschiedene Sportarten – auch, wenn beide etwas mit Hanteln und dem Bewegen von Gewichten zu tun haben. Warum das so ist, wirst Du beim Lesen dieses Buches verstehen. Zuerst sollst Du herausfinden, welches Training für Dich interessanter ist.

Der größte Vorteil des Muskelaufbau-Trainings besteht darin, dass es bei korrekter Ausführung eine sehr gesunde Sportart ist. Um Muskeln aufzubauen, musst Du nicht so schwer trainieren, dass Du Dir auf lange Sicht Deine Gelenke kaputt machst. Wer effektiv Muskeln aufbauen will, muss seinen gesamten Lebensstil danach ausrichten – also regelmäßig Sport treiben, ausreichend schlafen, sich gesund ernähren und weitestgehend auf Alkohol, Tabak und Co. verzichten. Du baust also nicht nur Muskeln auf, sondern tust auch Deiner Gesundheit etwas Gutes. Hier liegt gleichzeitig der größte Nachteil des Muskelaufbau-Trainings: Wenn Du es wirklich effektiv betrieben möchtest, wird es Dir viel abverlangen. Um ein muskulöses Erscheinungsbild zu erreichen, musst Du einen sehr niedrigen Körperfettanteil anstreben (weniger als 15 Prozent). Das bedeutet, Du musst auf vieles verzichten. Muskelaufbau beziehungsweise Bodybuilding ist weniger ein Sport als viel mehr eine Lebensphilosophie. Der größte Vorteil des Krafttrainings besteht darin, dass die Ernährung hier nur eine untergeordnete Rolle spielt. Klar, Du solltest Dich schon gesund, ausgewogen und eiweißreich ernähren. Ob Du hier und da mal über Dein Kalorienziel hinausschießt, ist aber nicht so entscheidend. Denn als Kraftsportler ist Dein oberstes Ziel die Kraftsteigerung. Gutes Aussehen kommt erst an zweiter Stelle. Allerdings solltest Du Dir darüber im Klaren sein, dass Kraftsport kein Gesundheitssport ist. Wenn Du einige Jahre des Krafttrainings hinter Dir hast und die Gewichte beim Kniebeugen und Kreuzheben jenseits der 200-Kilo-Marke liegen, ist der Sport nicht mehr gesund – zumindest nicht für Deine Gelenke.

Wichtig zu wissen: Bodybuilding und Kraftsport sind Sportarten, in denen Du Wettkämpfe bestreiten kannst. Wenn Du das vorhast, solltest Du zwei Dinge wissen. Erstens gibt es genetische Faktoren, die Dir ein gutes Potential für Bodybuilding oder Kraftsport verleihen können. Welche das sind, erklären wir Dir in einem späteren Abschnitt. Wenn Deine Genetik für Kraftsport oder Bodybuilding ungünstig ist, raten wir Dir, keine Wettkämpfe zu bestreiten. Denn auf den Wettkampf-Bühnen tummeln sich überwiegend Sportler, die mit einer hervorragenden Genetik gesegnet sind. Wenn Du das nicht bist, kann der Wettkampf-Sport schnell frustrierend sein. Zweitens solltest Du wissen, dass die Kampfrichter beim Bodybuilding in erster Linie nach ihrer eigenen Wahrnehmung urteilen. Das hat in der Vergangenheit nicht selten dazu geführt, dass Sportler mit ihren Wertungen nicht einverstanden waren oder diese nicht nachvollziehen konnten. Im Kraftsport ist das anders. Hier zählt nur das Gewicht, das Du drücken, heben oder beugen kannst. Wenn das mehr ist, als Dein Konkurrent bewegen kann, hast Du gewonnen. Da kann kein Kampfrichter dieser Welt etwas anderes behaupten.

WIE FUNKTIONIERT MUSKELAUFBAU?

Das Thema Muskelaufbau ist sehr komplex und wird häufig verkompliziert. Im Grunde genommen ist Muskelaufbau aber nichts anderes als eine körperliche Anpassung. Der menschliche Körper ist nämlich ein Wunderwerk der Homöostase. Das bedeutet, er passt sich im Laufe seines Lebens kontinuierlich an äußere und innere Umstände an. Der Beginn einer körperlichen Anpassung ist immer ein bestimmter Reiz. Wir erklären das gerne am Beispiel der Hautbräunung. Wenn Du ein Sonnenbad nimmst, trifft UV-Strahlung auf Deine Haut. Ist Deine Haut nicht an das Sonnenbaden gewöhnt, kann es zu einem Sonnenbrand kommen. Dein Körper realisiert dieses Risiko und lagert vermehrt Pigmente in die Haut ein. Dadurch wird Deine Haut nicht nur Braun, sondern schützt sich auch vor den Auswirkungen der UV-Strahlung.

Sobald ein gewisser Bränungsgrad erreicht ist, findet keine weitere Anpassung mehr statt. Deine Haut ist ausreichend vor der vorherrschenden Sonneneinstrahlung geschützt und bekommt keinen Sonnenbrand mehr. Du wirst nur brauner, wenn der Reiz stärker wird – also die UV-Strahlen intensiver werden oder Du Dich diesen länger aussetzt. Die UV-Strahlung ist in diesem Beispiel der Reiz und die körperliche Anpassung ist das Braun werden der Haut. Genauso funktioniert Muskelaufbau.Wenn Du Deine Muskeln einer ungewohnten Belastung aussetzt, realisiert Dein Körper das genauso, wie das Risiko der Sonnenstrahlung.

Die muskuläre Überbelastung stellt in diesem Fall ein Risiko für Muskelverletzungen dar. Diese will Dein Körper verhindern. Das tut er, indem er auf den Reiz reagiert und vermehrt Proteine in die Muskulatur einlagert. Dadurch werden die Muskelfasern dicker und können den jeweiligen Belastungen besser standhalten. Das Risiko für muskuläre Verletzungen sinkt. In Fachkreisen wird diese Anpassung als Hypertrophie bezeichnet. Nun ist es so, dass besagte Anpassung nur so lange stattfindet, wie der Reiz ungewohnt für Deine Muskeln ist – genauso wie bei der Bräunung Deiner Haut. Das bedeutet, wenn Du immer mit dem gleichen Gewicht trainierst, gewöhnen sich Deine Muskeln daran. Etwas, woran Dein Körper gewöhnt ist, erfordert keine Anpassung. Im Umkehrschluss wachsen Deine Muskeln nicht weiter.

Für ein langfristiges Wachstum ist eine kontinuierliche Anpassung der Reize wichtig. Wenn uns jemand darum bittet, Muskelaufbau einfach zu erklären, würden wir so antworten. Wer etwas tiefer in die Materie einsteigen möchte, sollte sich die Frage stellen, wie ein Muskel aufgebaut ist und welche Reize ihn überhaupt zum Wachsen anregen können.

WIE SIND MUSKELN AUFGEBAUT?

Jeder Deiner Muskeln setzt sich aus mehreren Muskelfaserbündeln zusammen. Diese bestehen wiederum aus einer Vielzahl an einzelnen Muskelfasern. Die Muskelfasern bestehen aus Sarkomeren, wobei es sich um die kleinste funktionelle Einheit der Muskulatur handelt. Die Sarkomere enthalten die kontraktilen Elemente, die auch als Aktin und Myosin bekannt sind. Diese sind es, die Deinen Muskeln die Fähigkeit verleihen, sich zusammenziehen.

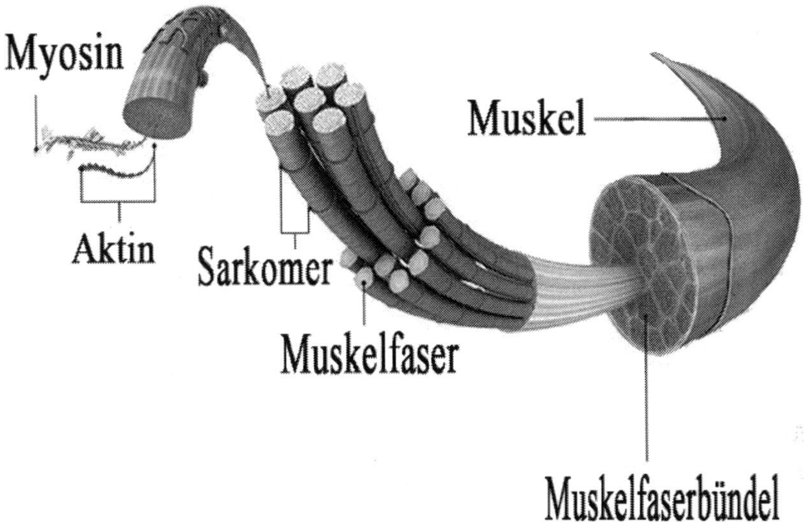

WELCHE REIZE KÖNNEN EINEN MUSKEL ZUM WACHSEN ANREGEN?

Es gibt unterschiedliche Möglichkeiten, einen Muskel zu überfordern und ihn zum Wachsen anzuregen. So kann beispielsweise ein hohes Gewicht mit wenigen Wiederholungen zu Mikroverletzungen in der Muskulatur führen. Dein Körper repariert die verletzten Stellen und baut Proteine ein – der Muskel wächst. Eine weitere Möglichkeit ist die metabolische Überlastung – also viele Wiederholungen, die Deine Muskulatur energetisch ausbelasten. Beide Möglichkeiten haben eine unterschiedliche Art von Hypertrophie zur Folge, auf die wir gerne näher eingehen möchten.

Die sarkomere Hypertrophie – mechanische Überlastung

Im Rahmen eines intensiven Krafttrainings werden Deine Muskeln enormen Zugkräften ausgesetzt. Hierbei handelt es sich um eine mechanische Überlastung, die eine Störung in der Struktur der Muskelfasern zur Folge hat. Dein Körper versucht, sich an diese Art von Reiz anzupassen, indem er die Anzahl an Sarkomeren erhöht – also den kontraktilen Einheiten Deiner Muskulatur. Da die Sarkomere parallel zu bestehenden Sarkomeren gebildet werden, ist auch von einer „parallelen Hypertrophie“ die Rede. Die neu gebildeten Sarkomere führen zu einer Verdickung einzelner Muskelfasern und rufen somit ein Wachstum des Muskelquerschnitts hervor. Da es sich bei den Sarkomeren und funktionelle Einheiten handelt, die entscheidend für die Kontraktionsfähigkeit Deiner Muskeln sind, wirst Du durch diese Art des Muskelwachstums auch stärker.

DIE SARKOPLASMATISCHE HYPERTROPHIE – METABOLISCHE ERSCHÖPFUNG

Deine Muskeln wachsen nicht nur durch die Zunahme an kontraktilen Elementen, sondern können sich auch durch die Zunahme an verschiedenen nicht-kontraktilen Elementen und Flüssigkeiten vergrößern. In diesem Fall sprechen wir von der sogenannten sarkoplasmatischen Hypertrophie. Um diese Art von Wachstum hervorzurufen, kannst Du Dich einer Methode bedienen, die in der Wissenschaft als „Energiemangeltheorie“ bezeichnet wird. Hierbei geht es darum, einen Muskel energetisch komplett auszulasten beziehungsweise eine ungewohnte metabolische Erschöpfung hervorzurufen.

Am besten funktioniert das mit vergleichsweise leichtem Gewicht und vielen Wiederholungen.

Es ist also ein Mythos, das Muskelwachstum nur mit schweren Gewichten funktioniert. Diese Art von Reiz hat zur Folge, dass mehr Glykogen – also Zucker als Energielieferant – im Sarkoplasma gespeichert werden kann. Ein Gramm Glykogen bindet ungefähr 3 Gramm Wasser. Dadurch erhöht sich der Muskelquerschnitt, obwohl der Durchmesser der einzelnen Muskelfasern unverändert bleibt. Dabei kommt es zu keiner merklichen Kraftsteigerung. Deine Muskeln werden lediglich besser darin, langanhaltenden Belastungen – also vielen Wiederholungen mit wenig Gewicht – standzuhalten.

Gut zu wissen: Fragst Du Dich, ob die sarkoplasmatische Hypertrophie überhaupt sinnvoll ist, wenn Du dabei doch überhaupt keine Kraft aufbaust? Unsere Meinung: Ja, auf jeden Fall. Und zwar dann, wenn es Dir wirklich nur darum geht, größere Muskeln zu haben. In diesem Fall kannst Du nämlich mit leichten Gewichten ähnliche Ergebnisse erzielen, ohne Deine Gelenke und passiven Strukturen zu überlasten. Einfach gesagt: Das Verletzungsrisiko ist wesentlich geringer.

Fazit

Die Grundlagen des Muskelaufbaus kennst Du nun. Und was schließen wir daraus? Es gibt zwei Möglichkeiten, den Muskelquerschnitt zu erhöhen. Ein mechanischer Reiz führt zum Aufbau von Sarkomeren, wodurch der Muskel nicht nur größer, sondern auch stärker wird. Eine metabolische Erschöpfung – also viele Wiederholungen mit geringem Gewicht – führt zur vermehrten Einlagerung von nicht-kontraktilen Elementen und Flüssigkeiten.

Der Muskel wirkt äußerlich größer, ist aber nicht merklich stärker. Damit ist auch klar, warum nicht jeder Bodybuilder automatisch extrem stark ist, obwohl er große Muskeln hat.

WELCHE INTENSITÄT IST FÜR MUSKELAUFBAU ERFORDERLICH?

Im Kraftsport ist die Intensität nichts anderes als das Gewicht, mit dem eine Übung ausgeführt wird. Die optimale Trainingsintensität für Hypertrophie wird kontrovers diskutiert. Ein allgemeiner Richtwert, der sowohl aus wissenschaftlichen Untersuchungen hervorgegangen, als auch erfahrungsgemäß praktikabel ist, liegt zwischen 60 und 80 Prozent Deines 1RM. In diesem Bereich kommt es zu einer sarkomeren Hypertrophie. Die Abkürzung 1RM steht für „One Repitition Maximum“ und beschreibt das maximale Gewicht, dass Du in einer bestimmten Übung für nicht mehr als eine Wiederholung bewältigen kannst. Wenn Du im Bankdrücken beispielsweise maximal 100 Kilo bewegen kannst, solltest Du diese Übung mit 60 bis 80 Kilogramm auf der Stange trainieren, um effektiv Muskeln aufzubauen.

Wie Du zuvor gelernt hast, ist Muskelaufbau nicht nur mit schweren Gewichten möglich. Du kannst auch mit 30 Prozent Deines 1RM trainieren. In diesem Fall musst Du wesentlich mehr Wiederholungen pro Satz machen und kannst „nur“ eine sarkoplasmatische Hypertrophie hervorrufen. Das heißt, Du wirst dadurch nicht merklich stärker. Wie viele Wiederholungen dafür nötig sind, hängt vom Gewicht und Deinem aktuellen Leistungsstand ab. Wichtig ist, dass Du Deine Muskeln energetisch ausbelastest – also so viele Wiederholungen machst, dass Du das Gewicht nicht mehr hochbekommst. Wir raten Dir, ein Gewicht zu wählen, mit dem Du nicht mehr als 25 Wiederholungen schaffst.

WELCHE SATZ- UND WIEDERHOLUNGSZAHLEN SIND FÜR DEN MUSKELAUFBAU ERFORDERLICH?

Was die optimalen Satz- und Wiederholungszahlen betrifft, gestaltet es sich ähnlich, wie bei der optimalen Trainingsintensität. Die Meinungen unterscheiden sich und den heiligen Gral hat bislang noch keiner entdeckt. Dennoch ist das Thema gut erforscht. Aus wissenschaftlichen Untersuchungen geht immer wieder dieselbe Empfehlung hervor: Wer Muskeln aufbauen will, sollte drei Sätze à 8 bis 12 Wiederholungen machen. Doch woher kommt diese Empfehlung? Ganz einfach. Wissenschaftler haben herausgefunden, dass eine Belastungszeit von rund 90 Sekunden optimale Wachstumsreize setzt. Hierbei ist auch von „TUT“ die Rede – „Time under Tension“ beziehungsweise Zeit unter Muskelspannung. Die Standard-Empfehlung kommt daher, dass drei Sätze mit 8 bis 12 Wiederholungen – wer hätte es gedacht – ungefähr eine Gesamt-TUT von 90 Sekunden ergeben. Ob Du nun 8 oder 12 Wiederholungen pro Satz machst, ist dabei egal.

Wähle Dein Gewicht so, dass Du im ersten Satz ungefähr 12 Wiederholungen schaffst, bevor Du das Gewicht nicht mehr hochbekommst. Es ist normal, dass Du in den zwei darauffolgenden Sätzen nicht mehr auf die 12 Wiederholungen kommst.

Die Wiederholungszahlen kannst Du theoretisch ein Leben lang beibehalten. Die Satzzahlen sollten mit steigender Trainingserfahrung angepasst werden. Erfahrungsgemäß sind drei Sätze pro Muskelgruppe nicht mehr ausreichend für Sportsfreunde, die schon jahrelang am Eisen sind. Viele Bodybuilder trainieren mit vier, fünf oder gar sechs Sätzen pro Übung. Mit steigender Trainingserfahrung wirst Du irgendwann an einen Punkt kommen, an dem die gewohnten Erfolge ausbleiben. Jetzt ist der richtige Zeitpunkt, um einen Satz mehr pro Übung zu machen.

WELCHE SATZPAUSEN SIND FÜR MUSKELAUFBAU SINNVOLL?

Die Länge der Satzpausen ist ein wichtiger Aspekt der Trainingsplanung. Die Pausenzeiten sollten so lang sein, dass Du danach erholt in den nächsten Satz starten kannst. In erster Linie solltest Du die Satzpausen danach ausrichten, wie stark eine bestimmte Übung Deinen Körper belastet. Wenn Du eine mehrgelenkige Grundübung ausführst, wie zum Beispiel Bankdrücken oder Kniebeugen, sind viele Muskeln in die Bewegung involviert und Dein zentrales Nervensystem wird extrem belastet. Dein Körper braucht mehr Zeit, um sich von dieser Belastung erholen zu können. Hier ist es durchaus sinnvoll, Satzpausen zwischen 90 und 120 Sekunden zu wählen. Von einer isolierten Übung, wie zum Beispiel Seitheben oder Bizeps-Curls, die nur ein oder zwei kleinere Muskeln beansprucht, kann sich Dein Körper wesentlich schneller erholen.

Hier reichen Satzpausen zwischen 45 und 60 Sekunden. Entscheidend ist, dass Du Deine Satzpausen immer gleich lang gestaltest. Anderenfalls nimmst Du Dir selbst die Möglichkeit, Deine Trainingsleistungen gezielt zu Steigern. Immerhin ist ein Satz mit 8 bis 12 Wiederholungen wesentlich weniger anstrengend, wenn Du diesen vollkommen erholt ausführst. Nach einer 90-sekündigen Pause sind Deine Muskeln immer noch vorbelastet, was dazu führt, dass Du weniger Wiederholungen schaffst. Das Training ist anstrengender und damit effektiver.

Tipp: Es gibt viele kostenlose Apps, die Dir das Einhalten Deiner Pausenzeiten erleichtern. Dort kannst Du auswählen, wie lang Deine Pausenzeiten sein sollen. Wenn die Pause vorbei ist, vibriert Dein Handy und signalisiert Dir, dass es Zeit für den nächsten Satz ist.

TRAININGSFREQUENZ – DIE OPTIMALE REGENERATIONSZEIT

Damit Deine Muskeln wachsen können, müssen sie sich vom Training erholen können. Hierfür ist es wichtig, dass Du das Prinzip der Superkompensation verstehst. Diese Begrifflichkeit kommt aus der Trainingswissenschaft und beschreibt, wie Anpassungsprozesse im Rahmen des Trainings funktionieren. Es ist so, dass die Leistungsfähigkeit Deiner Muskeln nach dem Training unter den Ausgangswert sinkt. Danach steigt die Leistungsfähigkeit bei optimaler Regeneration leicht über den Ausgangswert an. In der folgenden Grafik wird dieser Prozess veranschaulicht:

Sumperkompensation

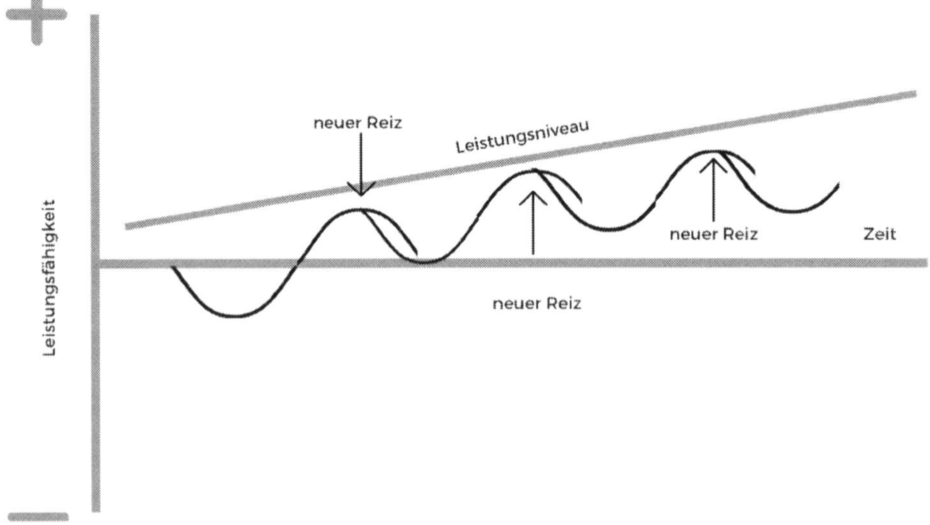

Der optimale Zeitpunkt für Dein Training ist gekommen, wenn die Leistungskurve am höchsten ist. Leider lässt sich dieser Zeitpunkt nur ungefähr abschätzen. Als allgemeine Richtlinie gilt: Die regenerativen Prozesse und körperlichen Anpassungen sind nach 48 bis 72 Stunden abgeschlossen. Jetzt solltest Du wieder trainieren. Das heißt, Du kannst eine Muskelgruppe ungefähr alle zwei bis drei Tage trainieren – so zumindest in der Theorie. Wie lange Deine Muskeln tatsächlich brauchen, um sich von ihrem Trainingsreiz zu erholen, ist von verschiedenen Faktoren abhängig. Entscheidend ist die Stärke des Reizes, den Du gesetzt hast. Anfänger können für gewöhnlich noch nicht so intensiv trainieren. Das bedeutet, die gesetzten Reize können in der Regel innerhalb von 48 Stunden regeneriert werden. Fortgeschrittene Sportsfreunde können mehr Gewicht bewegen und mehr Sätze pro Muskelgruppe absolvieren. Dadurch setzen sie einen stärkeren Reiz, der eine längere Regenerationszeit erfordert.

Alte Hasen in der Bodybuilding-Szene trainieren oftmals so intensiv, dass sie ihren Muskeln bis zu eine Woche Regenerationszeit einräumen.

Ebenfalls entscheidend für die Länge der Regenerationszeit ist, wie effektiv sich Dein Körper überhaupt erholen kann. Hast Du im Alltag viel Stress? Gibst Du Deinem Körper alle wichtigen Nährstoffe? Hat er ausreichend Schlaf? Alle diese Faktoren beeinflussen Deine Regenerationszeit. Aus diesem Grund können wir Dir an dieser Stelle leider nur den folgenden Tipp mit auf den Weg geben:

Höre auf Deinen Körper. Wenn Du Dich schlapp und ausgelaugt fühlst und im Training nicht die gewohnte Leistung bringen kannst, war die Regenerationszeit wahrscheinlich zu kurz. In diesem Fall solltest Du Deinem Körper einen Tag mehr einräumen, um sich vom Training zu erholen. So tastest Du Dich Schritt für Schritt an Deine optimale Trainingsfrequenz heran. Für den Anfang ist es durchaus sinnvoll, eine Muskelgruppe alle zwei Tage zu trainieren. Mit steigender Trainingserfahrung wirst Du irgendwann feststellen, dass dieser Zeitraum nicht mehr ausreicht.

WELCHE ÜBUNGEN EIGNEN SICH FÜR MUSKELAUFBAU?

Allgemein unterscheiden wir zwischen mehrgelenkigen und eingelenkigen Übungen. Mehrgelenkige Übungen werden auch als Grundübungen bezeichnet. Sie zeichnen sich dadurch aus, dass sie über mehrere Gelenke verlaufen und unterschiedliche Muskelgruppen beanspruchen – beispielsweise die Kniebeugen. Eingelenkige Übungen werden auch als Isolationsübungen bezeichnet. Sie verlaufen nur über ein Gelenk und beanspruchen für gewöhnlich nur ein bis zwei Muskelgruppen.

Für Anfänger ist es sinnvoll, möglichst viele Grundübungen zu absolvieren. Das ist die effizienteste Möglichkeit, alle Muskelgruppen Deines Körpers zu trainieren. In diesen Übungen kannst Du am meisten Gewicht bewegen und komplexe Bewegungsabläufe trainieren. Theoretisch kannst Du Muskelaufbau nur mit den folgenden Grundübungen betreiben:

➔ **Kniebeugen:** Oberschenkel, Gesäß, Rumpf, unterer Rücken
➔ **Kreuzheben:** Oberschenkel, Oberschenkel-Rückseite, Gesäß, Nacken (Trapez), Unterarme
➔ **Bankdrücken:** Brust, vordere Schulter, Trizeps
➔ **Überkopfdrücken:** Schulter, Trizeps, Rumpf
➔ **Klimmzüge:** Breiter Rückenmuskel (Latissimus), unterer Trapez, Bizeps, Unterarme
➔ **Langhantelrudern:** Mittlere Rückenpartie, unterer Rücken, Oberschenkel-Rückseite, Bizeps, Unterarme

Mit diesen Übungen legst Du das Fundament für einen muskulösen, gut trainierten Körper. Wer optisch das Beste aus seinem Körper herausholen möchte, kann die Grundübungen um einige Isolationsübungen ergänzen. So kannst Du gezielt die Muskelgruppen fokussieren, die bei den Grundübungen etwas zu kurz kommen. Dazu zählen:

➔ **Bizeps:** Alle Variationen des Bizeps-Curls
➔ **Trizeps:** Trizeps-Strecken in allen Variationen
➔ **Mittlere Schulter:** Seitheben, aufrechtes Rudern
➔ **Hindere Schulter:** Vorgebeugtes Seitheben
➔ **Bauch**: Sit-Ups, Beinheben
➔ **Waden:** Wadenheben im Stehen oder Sitzen.

Isolierte Übungen für Muskelgruppen wie die Brust, den Rücken, die Beine oder die Schultern sind für Anfänger nicht erforderlich. Für Fortgeschrittene können sie sinnvoll sein, um zusätzliches Trainingsvolumen zu schaffen und Schwachstellen auszugleichen

Grundsätzlich ist es egal, aus welchen Übungen Du Deinen Trainingsplan zusammenstellst. Nicht jede Übung funktioniert bei jedem Sportsfreund gleich gut. Nutze die Übungen, bei denen Du das Gefühl hast, die Zielmuskulatur am besten zu treffen. Dabei solltest Du keine Angst haben, Übungen auszutauschen. Wenn Du eine Übung nicht gut spürst, wird sie Dich langfristig nicht weiterbringen.

Du bist besser beraten, die jeweilige Übung rechtzeitig auszuwechseln. Wenn Du das immer wieder machst, lernst Du automatisch neue Übungen kennen. Irgendwann hast Du ein Portfolio an Übungen, die Du perfekt spürst und die Dir somit die bestmöglichen Erfolge im Muskelaufbau versprechen. Wichtig ist, dass Du die Übungen für Deinen Trainingsplan so auswählst, dass alle Muskelgruppen abgedeckt sind. Du brauchst mehrgelenkige Übungen für die folgenden Muskelgruppen:

- ➔ Schulter/ Trizeps
- ➔ Brust/ Trizeps
- ➔ Rücken/ Bizeps
- ➔ Oberschenkel/ Gesäß

Diese Übungen ergänzt Du um Isolationsübungen für die Muskelgruppen, die bei mehrgelenkigen Übungen oftmals zu kurz kommen. Dazu zählen:

- ➔ Bizeps
- ➔ Trizeps

- ➔ Mittlere Schulter
- ➔ Hintere Schulter
- ➔ Bauch
- ➔ Waden

ANTAGONISTISCHES TRAINING

Achte darauf, Deine Übungen gleichmäßig auf jede größere Muskelgruppe Deines Körpers zu verteilen. Jeder Muskel hat einen Gegenspieler. Der Gegenspieler des Bizeps ist zum Beispiel der Trizeps. Denn er ist für die gegenteilige Bewegung verantwortlich. Der Bizeps beugt den Arm und der Trizeps streckt den Arm. Warum ist das jetzt wichtig? Ganz einfach:

Weil sich das Training eines bestimmten Muskels immer unmittelbar auf dessen Gegenspieler auswirkt. Beachte, dass Muskelwachstum immer eine muskuläre Verkürzung zur Folge hat.

Hierzu ein Beispiel: Wenn Du sehr viel Kreuzheben trainierst, belastest Du Deinen unteren Rücken – also den Rückenstrecker. Das hat zur Folge, dass dieser wächst und sich somit verkürzt. Diese Verkürzung muss der Gegenspieler des Rückenstreckers ausgleichen – die Bauchmuskulatur. Wenn Du Deinen Bauch nicht regelmäßig trainierst, hat er nicht genug Kraft, um den Zug des verkürzten Rückenstreckers auszugleichen. Dadurch kann es zu Fehlhaltungen kommen, die langfristig das Verletzungsrisiko erhöhen und Dir Deine Erfolge im Muskelaufbau zunichtemachen.

Antagonistisches Training bedeutet, den Gegenspieler Deines Zielmuskels zu trainieren. Wichtig ist das vor allem für die

Gegenspieler Brust und oberer Rücken, Bauch und unterer Rücken sowie Beinbeuger und Beinstrecker. Wenn Du in einer Trainingswoche 12 Sätze für die Brust machst, solltest Du auch 12 Sätze für den Rücken machen. So kannst Du dafür sorgen, dass Du trotz Training eine gesunde Körperhaltung beibehältst.

WAS GIBT ES BEI DER ÜBUNGSAUSFÜHRUNG ZU BEACHTEN?

Wie schon erwähnt, geht es beim Muskelaufbau viel um die Time under Tension – also die Zeit, in der Deine Muskeln unter Spannung stehen. Wenn Dein oberstes Trainingsziel der Muskelaufbau ist, solltest Du bei Deiner Übungsausführung darauf achten, dass der Zielmuskel konstant unter Spannung ist. Am Beispiel des Bankdrückens bedeutet das, dass Du das Gewicht nicht auf Deiner Brust ablegen solltest. Dadurch geht die gesamte Muskelspannung verloren. Außerdem empfiehlt es sich, die Arme beim Drücken nicht komplett durchzustrecken – zumindest dann, wenn Dein Zielmuskel die Brust ist. In diesem Fall lastet das Gewicht nämlich überwiegend auf Deinen Schultergelenken und weniger auf Deinen Brustmuskeln. Es ist normal, dass Du weniger Gewicht bewegen kannst, wenn Deine Muskeln über alle 8 bis 12 Wiederholungen konstant unter Spannung stehen. Das solltest Du mit dem Wissen in Kauf nehmen, dass Du so bessere Erfolge erzielst, als wenn Du mehr Gewicht bewegst aber bei jeder Wiederholung Unterbrechungen in der Muskelspannung hast. Das am häufigsten empfohlene Wiederholungsschema lautet:

Zwei Sekunden hochdrücken, eine Sekunde am Punkt der höchsten Muskelspannung halten und nach zwei Sekunden wieder ablassen.

Tipp: Besonders die negative Phase der Übungsausführung – also das Herablassen des Gewichtes – solltest Du kontrolliert und langsam ausführen. In dieser Phase der Bewegung kommt es laut Studienlage zu den meisten Mikroverletzungen innerhalb Deiner Muskulatur, was Dir bei guter Regeneration ein besseres Muskelwachstum bescheren kann.

Achtung: Bei der Ausführung von Grundübungen ist es extrem wichtig, dass Du Deinen Rumpf stabilisierst. Das machst Du, indem Du eine Grundspannung aufbaust – also Deine Rücken- und Bauchmuskulatur im Bereich Deiner unteren Wirbelsäule so zusammenpresst, dass Deine Wirbelsäule geschützt wird. Dadurch reduzierst Du nicht nur das Verletzungsrisiko, sondern sorgst auch für eine optimale Kraftübertragung. Viele Sportsfreunde haben Probleme dabei, eine gute Grundspannung aufzubauen. Häufig fehlt das Gefühl für die genannten Muskelgruppen. Stelle Dir vor, Du willst ein Auto anschieben. Das machst Du nicht mit schlaffem Rumpf. Du atmest automatisch tief ein und hältst die Luft an, um eine Rumpfspannung zu erzeugen. Das ist genau das, was Du auch bei Deinen Grundübungen tun solltest.

GEWICHTE STEIGERN – WIE FUNKTIONIERT PROGRESSION IM MUSKELAUFBAU?

Progression ist der Schlüssel zu einem erfolgreichen Muskelaufbau. Das bedeutet, wer sich kontinuierlich steigert, der baut auch Muskeln auf. Viele Sportsfreunde glauben, dass Progression immer eine Steigerung des Gewichtes ist.

Das stimmt aber nicht ganz. Denn es gibt verschiedene Wege, sich im Training zu verbessern. Es ist schon eine Steigerung, wenn Du genauso viele Wiederholungen wie im letzten Training machst, diese aber mit einer besseren Technik ausführst. Auch eine Wiederholung oder ein Satz mehr sind Verbesserungen, die für Muskelaufbau sorgen können. Damit eine Steigerung wirklich als Steigerung gewertet werden kann, müssen alle wesentlichen Faktoren Deines Trainings gleich sein. Achte auf eine gleichbleibende Technik mit gleicher Geschwindigkeit bei der Übungsausführung. Außerdem solltest Du darauf achten, dass die Pausenzeiten zwischen den Sätzen immer gleich sind.

Tipp: Wenn Du normalerweise mit über 100 Kilo Bankdrücken machst, heißt das nicht, dass Du ohne Gewichte nicht effektiv trainieren kannst. Wenn Du es das nächste Mal nicht zum Brusttraining ins Gym schaffst, dann machst Du Liegestützen – aber ganz langsam. Wiederholungen mit extrem langsamer Ausführung werden auch als „Zeitlupen-Wiederholungen" bezeichnet. Diese ermöglichen es, die Spannung innerhalb Deiner Muskulatur ohne viel Gewicht enorm zu erhöhen. So kannst Du nur mit Deinem eigenen Körpergewicht effektiv Muskeln aufbauen.

Die beste Möglichkeit, Deine Progression im Blick zu behalten und Dich gezielt zu steigern, funktioniert über Intensität und Volumen. Die Intensität meint lediglich das Gewicht, das Du in einer bestimmten Übung bewegst. Das Volumen beschreibt die Anzahl der Sätze multipliziert mit der Anzahl an Wiederholungen. Anhand dieser Werte kannst Du präzise überprüfen, ob und wie sehr Du Dich gesteigert hast. Hierfür ein einfaches Rechenbeispiel, dass Du auf alle Deine Übungen anwenden kannst: Gewicht x Wiederholungszahl x Satzzahl. Zum Beispiel 100 Kilo Bankdrücken mit 10 Wiederholungen und drei Sätzen. In diesem Rechenbeispiel hast Du ein Gesamtvolumen von 3.000 Kilogramm. Wenn Du jetzt nur 2,5 Kilo drauflegst, erhöht sich Dein Gesamtvolumen auf 3.075 Kilogramm. Ein sinnvolles Progressionsschema könnte wie folgt aussehen:

- ➔ Wähle ein Gewicht, mit dem Du gerade so 10 saubere Wiederholungen schaffst.
- ➔ Führe mit diesem Gewicht drei Sätze aus. Es ist normal, dass Du in den letzten beiden Sätzen nur acht oder vielleicht sogar nur sechs Wiederholungen schaffst.
- ➔ Versuche in jedem Training eine Wiederholung mehr pro Satz zu machen.
- ➔ Steigere Dein Gewicht erst, wenn Du in allen drei Sätzen zwölf Wiederholungen geschafft hast. Wichtig ist, dass Du dabei ehrlich zu Dir selber bist. Wenn Du die zwölf Wiederholungen nur geschafft hast, weil Du mit Schwung gearbeitet hast, ist das keine saubere Steigerung.
- ➔ Wenn Du in allen drei Sätzen zwölf Wiederholungen geschafft hast, kannst Du Dich in Grundübungen um 5 Kilo steigern. Bei isolierten Übungen raten wir Dir, nur um 1,25 oder maximal 2,5 Kilo zu steigern.

Entscheidend beim Steigern der Gewichte ist, dass Du in kleinen Schritten arbeitest. Es bringt Dir nichts, um 10 oder 20 Kilo zu steigern, wenn dadurch Deine Übungsausführung leidet. Dadurch gehst Du nur ein unnötiges Verletzungsrisiko ein und wirst wahrscheinlich nicht die gewünschten Erfolge erzielen.

Wichtig: An dieser Stelle möchten wir erneut betonen, dass langfristiger Muskelaufbau ohne Steigerung nicht möglich ist. Eine sinnvoll geplante Progression ist daher eine der wichtigsten Säulen eines guten und zielführenden Trainingsplans.

WAS KANN ICH TUN, WENN ICH NICHT WEITER STEIGERN KANN?

Wir können Dir jetzt schon versprechen, dass Du irgendwann an einen Punkt kommst, wo es nicht mehr weitergeht. In diesem Fall sprechen wir von einem Plateau. Es gibt mehrere Möglichkeiten, einem Plateau vorzubeugen oder dieses zu überwinden.

Ambitionierte Sportsfreunde oder Profis nutzen hierfür häufig einen zyklischen Trainingsplan. Das bedeutet, das Training unterteilt sich in mehrere Zyklen, in denen der Aufbau der Trainingseinheiten variiert.

Vorab möchten wir erwähnen, dass diese Art des Trainingsplans für einen Anfänger nicht notwendig ist. Viele Einsteiger können jahrelang kontinuierlich steigern, ohne an ein Plateau zu gelangen. Erfahrene Sportler können über einen zyklischen Trainingsplan nachdenken. Wer als oberstes Ziel den Muskelaufbau anführt und die Steigerung der Kraftleistung lediglich als positiven Nebeneffekt betrachtet, benötigt nicht mehr als zwei Trainingszyklen – die normalen Trainingstage und den sogenannten „Deload".

Was ist ein Deload? Der Deaload ist eine Trainingswoche, in der ausschließlich mit leichten Gewichten und vielen Wiederholungen gearbeitet wird. Hierfür ist es vollkommen ausreichend, wenn Du nur die Grundübungen trainierst. Denn das Ziel der Deload-Woche ist keineswegs Muskelaufbau. Es geht darum, dass Du Deinem Körper mehr Zeit als sonst gibst, um sich von der dauerhaften Trainingsbelastung zu erholen. Durch das Training mit leichten Gewichten sorgst Du dafür, dass Deine Muskeln gut durchblutet werden. So können sich nicht nur die Muskeln vollständig regenerieren, sondern Du räumst auch Deinen passiven Strukturen eine Erholungspause ein und kannst dadurch das Verletzungsrisiko verringern. Wer regelmäßig einen Deload einschiebt – zum Beispiel alle vier bis sechs Wochen – der hat gute Chancen, das nächste Plateau lange hinauszuzögern.

Den Deload kannst Du sowohl nutzen, um einem Plateau vorzubeugen, als auch dann, wenn Du bereits ein Plateau erreicht hast. Natürlich hast Du noch andere Optionen, um Deine Trainingsleistung auf ein neues Level zu bringen. Beispielsweise kannst Du die Übungen, in denen Du nicht mehr weiterkommst, einfach ersetzen.

Wichtig ist, dass Du hierfür eine Übung auswählst, die einen sogenannten „Übertrag" hat. Also eine Übung, deren Bewegungsablauf sehr ähnlich zu der Übung ist, die Du ersetzen willst.

Einen Übertrag auf das Bankdrücken haben zum Beispiel Dips oder alle Variationen des Bankdrückens – also vornehmlich Schrägbankdrücken und negatives Bankdrücken. Sinnvolle Übungen zum Ersetzen der Kniebeuge sind zum Beispiel Kreuzheben oder Kniebeuge-Variationen – beispielsweise die Frontkniebeuge, bei denen Du die Stange auf Deinem Schlüsselbein ablegst.

Eine weitere Option zum Überwinden eines Plateaus ist es, eine andere Intensität zu wählen. Wenn Du normalerweise mit 8 bis 12 Wiederholungen trainierst, kannst Du ab jetzt zum Beispiel nur noch 6 bis 8 Wiederholungen machen und die Intensität beziehungsweise das Gewicht entsprechend erhöhen. Wenn Du Dich in diesem Wiederholungsbereich einige Wochen steigerst, hast Du gute Chancen, dass es danach in Deinem vorherigen Wiederholungsbereich wieder besser läuft. Abgesehen von diesen Methoden gibt es sogenannte Intensitätstechniken, die Dir dabei helfen, neue Reize zu setzen und Stagnation zu vermeiden. Was es damit auf sich hat, erfährst Du im nächsten Abschnitt.

WAS SIND INTENSITÄTSTECHNIKEN?

Intensitätstechniken sind Methoden, die die Übungsausführung erschweren. So kannst Du ohne Steigerung des Gewichtes neue Wachstumsreize setzen. Die Auswahl an Intenstitätstechniken ist sehr groß.

Im folgenden Abschnitt möchten wir Dir die drei Methoden vorstellen, die wir persönlich für am effektivsten halten.

Drop-Sätze

Bei den sogenannten Drop-Sätzen geht es weniger darum, die Übungsausführung zu erschweren, sondern viel mehr darum, die Zeit unter Muskelspannung zu erhöhen. Hierbei führst Du Deine üblichen 8 bis 12 Wiederholungen durch. Nach dem Satz hörst Du aber nicht auf. Du reduzierst das Gewicht um 30 bis 50 Prozent und hängst noch mal so viele Wiederholungen hinten dran, wie Du schaffst. Das kannst Du bis zu dreimal wiederholen. Optimal für die Durchführung von Drop-Sätzen eignen sich Trainingsgeräte mit Stecksystem. Auch Kurzhanteln sind gut geeignet. Hierfür musst Du Dir nur mehrere Paare Kurzhanteln mit unterschiedlichen Gewichten bereitlegen. Die Langhantel ist für Drop-Sätze eher ungeeignet, da das Abnehmen oder Auswechseln der Gewichtsscheiben zu viel Zeit in Anspruch nimmt.

Negative Wiederholungen

Bei den negativen Wiederholungen geht es darum, Deine Muskeln an ihre absolute Leistungsgrenze zu bringen. Wenn Du das Gewicht nicht mehr hochbekommst, hilfst Du mit dem anderen Arm nach oder lässt Dir von Deinem Trainingspartner helfen. In der negativen Phase der Bewegung – also beim Absenken des Gewichtes – ist für gewöhnlich noch genügend Kraft vorhanden, um das Gewicht kontrolliert abzusenken. So kannst Du an jeden Deiner Sätze zwei bis vier negative Wiederholungen hängen und einen intensiveren Reiz setzten. Nachteilig ist, dass Du bei Grundübungen wie Bankdrücken oder Kniebeugen auf einen Trainingspartner angewiesen bist.

Wenn Du alleine negative Wiederholungen durchführen möchtest, solltest Du Dich auf einarmige Übungen beschränken. Hier kannst Du einfach mit dem anderen Arm nachhelfen.

Teilwiederholungen

Ein guter Ersatz für negative Wiederholungen sind die Teilwiederholungen. Diese kannst Du nämlich ohne Unterstützung auch in Grundübungen anwenden. In jeder Übung gibt es einen Punkt, wo Du am schwächsten bist. Beim Bankdrücken ist das beispielsweise meistens das mittlere Drittel der Bewegung. Wenn Du Deine 8 bis 12 Wiederholungen absolviert hast und das Gewicht nicht mehr komplett hochgeht, arbeitest Du einfach in dem Bereich weiter, wo Du noch Kraft hast. In den meisten Fällen lassen sich im unteren Drittel der Bewegung noch bis zu fünf saubere Teilwiederholungen herausholen, womit Du wiederum einen stärkeren Wachstumsreiz setzen kannst.

TRAININGSGESTALTUNG – INDIVIDUELLE FAKTOREN BERÜCKSICHTIGEN

Ein Trainingsplan, der für Person A perfekt ist, kann für Person B vollkommen am Ziel vorbeiführen. Denn ist gibt individuelle Faktoren, die bei jedem Menschen anders sind. Diese sollten bei der Gestaltung eines guten Trainingsplans unbedingt berücksichtigt werden.

Die koordinativen Fähigkeiten

Wer gerade frisch ins Training einsteigt und mit Sport bisher nicht viel am Hut hatte, hat häufig keinerlei Gefühl für seinen Körper. Viele Sportsfreunde führen Bankdrücken aus und spüren dabei vorwiegend die Schulter oder den Trizeps. Dasselbe Phänomen gibt es bei vielen anderen Übungen. Der Grund besteht darin, dass die Verbindung zwischen Gehirn und Muskeln fehlt beziehungsweise schlecht ausgeprägt ist.

Die Leute wissen einfach nicht, wie sie ihre Brustmuskulatur bewusst anspannen können. Das ist auch kein Wunder. Denn wann muss man im Alltag seine Brustmuskeln bewusst anspannen? Wenn Du Deinen Trainingsplan erstellst, musst Du ehrlich mit Dir selber sein. Spürst Du Deine Zielmuskeln bei jeder Übung? Wenn nicht, sollte es zunächst Deine oberste Priorität sein, ein Gefühl für Deine Muskeln zu entwickeln. Hierzu raten wir Dir, für den Anfang mit leichten Gewichten und vielen Wiederholungen zu trainieren. So verringerst Du das Verletzungsrisiko und kannst Dich gezielt in Deine Muskeln hineinfühlen.

Der Leistungsstand

Einer der wichtigsten Aspekte bei der Erstellung eines Trainingsplans ist die Auswahl der richtigen Trainingsgewichte. Wie schon erwähnt, liegt das optimale Trainingsgewicht für den Muskelaufbau in einem Bereich zwischen 60 und 80 Prozent Deines Maximalgewichtes in einer bestimmten Übung. Als Einsteiger reicht es, wenn Du ein Gewicht zwischen 60 und 70 Prozent auswählst. Dafür gilt es herauszufinden, wie stark Du momentan bist. Vor der Erstellung Deines Trainingsplans muss also ein Krafttest erfolgen – und zwar für alle Grundübungen, die Du in Deinen Plan aufnehmen möchtest. Dazu kannst Du Dir ein bis zwei komplette Trainingseinheiten Zeit nehmen. Führe die Übungen einfach so lange mit kontinuierlicher Steigerung des Gewichtes durch, bis Du nur noch drei Wiederholungen schaffst. Ab jetzt machst Du nur noch eine Wiederholung pro Satz und steigerst nach jeder Wiederholung um 5 Kilogramm. Wenn Du die Wiederholung nicht mehr schaffst, entspricht das Gewicht der vorherigen Wiederholung Deinem aktuellen Maximalgewicht. Dieses dient als Grundlage für die Auswahl Deiner Trainingsgewichte. Entscheidend ist, dass Du mit einer sauberen Technik arbeitest. Für Kniebeugen und Bankdrücken solltest Du einen Trainingspartner mitnehmen.

Falls Du auf Grundübungen mit freien Gewichten verzichten möchtest, führst Du den Krafttest an äquivalenten Geräten durch, wie zum Beispiel Brustpresse und Beinpresse. Auf einen Krafttest in isolierten Übungen kannst Du verzichten. Hier kannst Du das Gewicht einfach nach Erfahrung und Gefühl auswählen.

Bewegungseinschränkungen

In unserer modernen Gesellschaft verbringen wir die meiste Zeit im Sitzen – zum Beispiel in der Schule, auf der Arbeit oder im Auto. Das ist komplett entgegen unserer Natur.

Ursprünglich war der menschliche Körper darauf ausgelegt, bis zu 60 Kilometer am Tag zu laufen. Heute laufen viele Menschen nicht einmal 2 Kilometer am Tag. Wer dem vielen Sitzen nicht durch gezielte Dehnübungen entgegenwirkt, muss zwangsläufig mit muskulären Verkürzungen, Bewegungseinschränkungen und Fehlhaltungen rechnen. Häufig verkürzt sind zum Beispiel der Hüftbeuger und der Beinbeuger. Diese befinden sich beim Sitzen konstant in einer verkürzten Position und passen sich mit der Zeit daran an. Da der Hüftbeuger seinen Ursprung am Becken hat, kann eine Verkürzung dazu führen, dass das Becken ins Hohlkreuz gezogen wird. Wenn Du nun Kniebeugen, Kreuzheben oder Überkopfdrücken mit Gewicht ausführst, lastet durch das Hohlkreuz ein enormer Druck auf Deiner unteren Wirbelsäule. Im schlimmsten Fall kann dadurch ein Bandscheibenvorfall entstehen. Ungünstige Sitzpositionen mit rundem Rücken können dazu führen, dass die Brustmuskulatur verkürzt. Dadurch wirst Du automatisch in einen Rundrücken gezogen – eine sehr unnatürliche und gefährliche Haltung. Hierdurch kommt es zu demselben Problem, wie bei einem verkürzten Hüftbeuger.

Schwere Gewichte beim Kreuzheben oder Kniebeugen führen zu einem hohen Druck auf Deiner Brustwirbelsäule und können unter Umständen einen Bandscheibenvorfall verursachen.

Wenn Du im Alltag viel sitzt und diesem Umstand nicht durch gezielte Dehnübungen entgegenwirkst, kannst Du Dir ziemlich sicher sein, dass Du muskuläre Verkürzungen und dadurch auch Bewegungseinschränkungen hast. In diesem Fall solltest Du Dehnübungen für Deinen Hüftbeuger und Deine Brustmuskulatur durchführen und Deine schulterblattumgebende Muskulatur gezielt kräftigen – zum Beispiel mit Rudern zur Brust. So kannst Du der Entstehung eines Rundrückens entgegenwirken. Um auf Nummer sicher zu gehen, kannst Du mit dem Physiotherapeuten Deines Vertrauens einen Beweglichkeitstest durchführen.

Bei bestehenden Bewegungseinschränkungen solltet Du Deinen Fokus zunächst darauf legen, Deine Mobilität zu verbessern. Verzichte vorerst auf schweres Training und beginne jede Einheit mit gezielten Dehnübungen für Deine verkürzten Muskeln. So musst Du zwar erst etwas Zeit investieren, bevor Du richtig mit dem Training loslegen kannst, stellst aber Sicher, dass Du danach langfristig ohne hohes Verletzungsrisiko trainieren kannst.

Achtung: Es gibt Bewegungseinschränkungen, die genetisch bedingt sind. Viele Menschen haben zum Beispiel eine schlechte Beweglichkeit im Hand- oder Sprunggelenk. Während eine verringerte Handgelenkbeweglichkeit für Dein Training keine besonderen Einschränkungen bedeutet, kann eine schlechte Beweglichkeit im Sprunggelenk problematisch sein. In den meisten Fällen ist die Supination eingeschränkt – also das Heranziehen der Fußspitze. Hierbei handelt es sich um einen der häufigsten Gründe, warum viele Sportsfreunde Probleme damit haben, eine gute Technik in der Kniebeuge zu erlernen. Die Bewegungseinschränkung im Sprunggelenk hat nämlich zur Folge, dass Du Deine Knie nicht über die Fußspitzen hinausschieben kannst. Dadurch verändert sich der Schwerpunkt, was meistens über den Rücken wieder ausgeglichen wird. Wenn die Bewegungseinschränkungen nicht aus einer verkürzten Wadenmuskulatur resultieren, sondern anatomischen Ursprungs sind, kannst Du leider nicht viel dagegen tun. Du kannst die eingeschränkte Beweglichkeit aber ausgleichen, indem Du Dir zwei kleine Hantelscheiben unter die Fersen legst. Dadurch sorgst Du für mehr Spielraum im Gelenk und kannst die Kniebeugen korrekt ausführen. Alternativ gibt es spezielle Gewichtheberschuhe. Diese zeichnen sich durch eine sehr harte Sohle und eine erhöhte Ferse aus. Sie erfüllen denselben Zweck, wie zwei kleine Hantelscheiben unter den Fersen – sie schaffen mehr Spielraum im Sprunggelenk.

Genetische Faktoren – die Muskelfaserverteilung

Hast Du Dich schon mal gefragt, warum einige Sportsfreunde sehr schnell Muskeln aufbauen, während Andere nur langsam Fortschritte machen? Nun ja. Man könnte sagen, es gibt geborene Marathonläufer und es gibt geborene Sprinter. Die Ursache liegt in den Genen – genauer gesagt in der Verteilung der Muskelfasern. Um das zu verstehen, musst Du zuerst zwischen den einzelnen Muskelfasertypen unterscheiden können. Es gibt drei Arten von Muskelfasern:

- ➔ Schnell kontrahierende Muskelfasern (weiß)
- ➔ Langsam kontrahierende Muskelfasern (rot)
- ➔ Intermediäre Muskelfasern

Die einzelnen Muskelfasern unterscheiden sich nicht nur anhand ihrer Funktionen, sondern auch in ihrer Farbe. Die schnell kontrahierenden Fasern werden auch als weiße Muskelfasern bezeichnet. Sie können – wie es der Name schon sagt – schnell kontrahieren und kurzfristig eine hohe Kraft aufbringen. Weiße

Muskelfasern haben ein höheres Volumen und neigen eher zur Verdickung. Dafür ermüden sie schneller. Die langsam kontrahierenden Muskelfasern sind rot und zeichnen sich genau durch die gegenteiligen Eigenschaften auf. Sie kontrahieren langsam und können keine hohe Kraft aufbringen, arbeiten dafür aber sehr ausdauernd. Rote Muskelfasern haben ein geringeres Volumen und neigen weniger zur Verdickung – was keineswegs bedeutet, dass sie nicht wachsen können. Dann gibt es noch die Muskelfasern des intermediären Typs. Deren Eigenschaften sind zwischen den weißen und roten Muskelfasern angesiedelt. Vermutungen zufolge kann dieser Fasertyp die Eigenschaften der roten oder weißen Muskelfasern annehmen – je nachdem, was eher gefordert ist. Wissenschaftlich erwiesen ist das allerdings nicht.

Warum gibt es geborene Marathonläufer und geborene Sprinter? Ganz einfach: Weil die Muskelfasern bei jedem Menschen anders verteilt sind. Es gibt Muskeln, die bei allen Menschen überwiegend aus einem Fasertyp bestehen. So zeichnet sich die Haltemuskulatur – also die Muskeln, die Deinen Rumpf stabilisieren – durch einen überwiegenden Anteil an roten Muskelfasern aus. Das ergibt Sinn, oder? Schließlich muss die Haltemuskulatur ausdauernd arbeiten aber keine hohe Kraft abrufen. Andere Muskeln, wie zum Beispiel der Bizeps, bestehen bei den meisten Menschen eher aus schnell kontrahierenden Muskelfasern. Immerhin ist der Bizeps die meiste Zeit des Tages untätig, muss aber – zum Beispiel beim Hochheben von schweren Gegenständen – viel Kraft abrufen können. Die Muskelfaserveteilung Deines Körpers entscheidet darüber, für welche Sportarten Du „besser geeignet“ bist. Der geborene Marathonläufer hat überwiegend rote Muskelfasern. Damit hat er zwar nicht das Potential, besonders stark zu werden, kann aber hohe Ausdauerleistungen erbringen. Der geborene Sprinter hat einen Muskelapparat, der zum Großteil aus weißen Muskelfasern besteht. Er kann kurzzeitig enorme Kräfte abrufen.

Wie sich die Muskelfasern in Deinem Körper verteilen, kann Dir niemand genau sagen. Es gibt zwar Muskelfaser-Tests, aber diese halten wir für wenig aussagekräftig. Denn sie liefern keine besonders präzisen Ergebnisse. Schlussendlich wirst Du es im Laufe Deiner Trainingskarriere herausfinden. Wenn Du einige Monate oder gar Jahre in einem Wiederholungsbereich von 8 bis 12 Wiederholungen trainierst und nur wenig Muskulatur aufgebaut hast, setzen sich Deine Muskeln eventuell zum Großteil aus weißen Fasern zusammen. Diese sprechen eher auf Schnellkraft-Belastungen an – also einen Wiederholungsbereich zwischen 1 und 6 Wiederholungen. Umgekehrt gilt das auch für die roten Muskelfasern. Diese wachsen gut durch Kraft-Ausdauer-Belastung – also den üblichen Bereich zwischen 8 und 12 Wiederholungen. Auch 15 oder 20 Wiederholungen können einen Muskel, der überwiegend aus roten Muskelfasern besten, zum Wachsen anregen. Wer um diesen Umstand weiß, kann seinen Trainingsplan leicht dahingehend anpassen. Nachteilig ist nur, dass Du es über einen längeren Zeitraum selbst herausfinden musst. Am Anfang kannst Du diesen Faktor nicht in Deine Trainingsplanung einbeziehen.

Anatomische Faktoren – die Länge Deiner Extremitäten

Wenn es um reinen Muskelaufbau geht, sind kleine Menschen gesegnet. Stell Dir einen kurzen und einen langen Ast vor. Beide sich gleich dick. Welcher wirkt dicker? Ganz klar: Der kurze Ast. Obwohl beide Äste den gleichen Durchmesser haben, sieht der kurze Ast viel dicker aus. Das ist eine optische Täuschung, die durch das Verhältnis zwischen Länge und Dicke entsteht. So ist es auch bei Deinen Armen und Beinen. Wenn Du sehr groß bist und lange Extremitäten hast, musst Du mehr Muskelmasse aufbauen, damit Deine Arme und Beine optisch dick erscheinen. Das ist Fluch und Segen zugleich. Denn wenn ein großer Mensch mit langen Armen und Beinen erst einmal viel Muskulatur aufgebaut hat, wirkt er sehr muskulös – nahezu brachial. Diesen Umstand kannst Du nicht in Deine Trainingsplanung einbeziehen. Du solltest ihn aber trotzdem im Hinterkopf behalten. Hierbei geht es um Motivation. Wenn Du weißt, dass Du lange Arme und Beine hast, weißt Du auch, dass Du mehr Muskulatur aufbauen musst, um diese optisch dick erscheinen zu lassen. Wenn Du Dich das nächste Mal im Spiegel anschaust und Dich fragst, ob Du überhaupt schon Muskeln aufgebaut hast, solltest Du Dich daran erinnern. Du hast bestimmt Muskeln aufgebaut. Es dauert nur länger, bis das äußerlich auch deutlich zu sehen ist. Vergleiche Dich nicht mit kleinen Sportsfreunden. Deren Arme sehen vielleicht dicker als Deine aus, sind es aber vielleicht gar nicht. Während ein Oberarmdurchmesser von 40 Zentimeter bei kleinen Menschen als extrem muskulös erscheint, wirkt der gleiche Umfang bei einem großen Menschen eher durchschnittlich.

IST CARDIO-TRAINING FÜR MUSKELAUFBAU NOTWENDIG?

Viele Sportsfreunde fragen sich, ob Cardio-Training für den Erfolg im Muskelaufbau eine Rolle spielt. Um Dir diese Frage zu beantworten, möchten wir zuerst erläutern, was Cardio-Training eigentlich ist. Im Grunde genommen handelt es sich dabei um ein Training des Herz-Kreislauf-Systems, dass durch eine gezielte

Ausdauerbelastung erreicht werden kann – zum Beispiel durch Joggen oder Radfahren. Einfach gesagt geht es darum, die Pumpleistung Deines Herzens zu verbessern, sodass Dein Körper das Blut leichter durch den Organismus befördern kann. Der normale Ruhepuls eines gesunden Menschen liegt zwischen 60 und 90 Schlägen pro Minute. Von Cardio-Training ist die Rede, wenn die Herzfrequenz über einen bestimmten Zeitraum um 70 bis 80 Schläge ansteigt – also während der Belastungszeit zwischen 130 und 170 Schlägen pro Minute liegt. Das Ziel eines Cardio-Trainings besteht darin, den durchschnittlichen Ruhepuls zu verringern. Denn ein erhöhter Ruhepuls geht immer mit einem gesteigerten Risiko für Herz-Kreislauf-Erkrankungen einher.

Beachte: Ein intensives Muskeltraining – vor allem das Beintraining, wo viele große Muskeln beansprucht werden – treibt Deinen Puls auch in die Höhe und kann sich ebenfalls positiv auf Dein Herz-Kreislauf-System auswirken. Wirklich erforderlich wird Cardio-Training erst, wenn Du sehr viel Muskulatur aufgebaut hast. In diesem Fall hat Dein Herz nämlich sehr viel zu tun, um die gesamte aktive Körpermasse mit ausreichend Blut zu versorgen. Aus diesem Grund ist das Cardio-Training bei Profi-Athleten meistens ein fester Bestandteil des Trainingsplans.

Fakt ist, Cardio-Training ist gesund. Aber darum soll es gar nicht gehen. Wir stellen uns die Frage, wie sinnvoll es für die Zielstellung des Muskelaufbau ist. Wie so oft, lautet die Antwort: Es kommt darauf an. Im Bodybuilding dient das Cardio-Training meistens weniger der Gesundheit, sondern eher einem gesteigerten Kalorienverbrauch. Oftmals wird es nur eingesetzt, um abzunehmen oder zumindest nicht an Fett zuzulegen. Nun gibt es zwei Gruppen von Sportlern: Die, die von Hause aus schlank sind Probleme damit haben, ihren Kalorienverbrauch zu decken und die, die zu Fetteinlagerungen neigen und eher Schwierigkeiten dabei haben, nicht zu viel Fett anzusetzen. Wenn Du zur ersten Gruppe zählst und froh bist, wenn Du Deinen Kalorienbedarf überhaupt decken kannst, solltest Du kein Cardio-Training betreiben. Denn dadurch verbrennst Du Kalorien, die Dir für Dein Muskelwachstum wiederum fehlen. Immerhin können Muskeln nur aufgebaut werden, wenn ein leichter Kalorienüberschuss besteht. Zählst Du Dich eher in die zweite Gruppe und hast keine Probleme damit, Deinen Kalorienverbrauch zu decken? Dann ist es wahrscheinlich so, dass Du eher zu weit über Dein Kalorienziel hinausschießt und dementsprechend nicht nur Muskeln aufbaust, sondern auch Fett ansetzt. In diesem Fall ist es durchaus sinnvoll, pro Woche ein bis zwei 45 bis 60-minütige Cardio-Einheiten in Deinen Trainingsplan einzubauen. An dieser Stelle möchten wir betonen, dass Cardio-Training nicht die einzige Möglichkeit ist, um Deinen Kalorienverbrauch anzuheben und das Risiko für Fetteinlagerungen zu verringern. Tatsächlich hat Cardio auch einige Nachteile, die Deinem Muskelwachstum nicht unbedingt zuträglich sind. Zum Einen werden im Rahmen eines intensiven Cardio-Trainings natürlich Kohlenhydrate verbrannt. Diese fehlen Dir wiederum später in Deinem Muskeltraining. Das wirkt sich negativ auf Deine Leistung aus und kann im schlimmsten Fall dafür sorgen, dass Du nicht intensiv genug trainieren kannst, um Muskeln aufzubauen oder im Rahmen einer Diät zumindest Deine hart antrainierte Muskelmasse zu erhalten. Außerdem muss Dein Körper sich von einem Cardio-Training wieder erholen können. Das beeinflusst Deine Regenerationszeit und führt dazu, dass Du seltener trainieren kannst. Im Umkehrschluss kannst Du weniger Muskulatur aufbauen. Erschwerend hinzu kommt, dass Dein Körper den Energieverbrauch des Cardio-Trainings ausgleichen kann, ohne dass Du es bemerkst. Wenn Du durch Dein Cardio-Training 300 Kalorien verbrennst, kann es passieren, dass Du Dich den restlichen Tag einfach so träge fühlst, dass Du Dich unbewusst weniger bewegst und genau diese 300 Kalorien wieder einsparst. Fassen wir noch mal zusammen:

- ➔ Cardio-Training verbrennt Kohlenhydrate, die Dir im Training fehlen.
- ➔ Cardio-Training beeinflusst Deine Regenerationszeit, sodass Du seltener trainieren kannst.
- ➔ Dein Körper kann den Kalorienverbrauch des Cardio-Trainings unbewusst ausgleichen, wodurch Deine Tagesbilanz gleich bleibt.

Wir würden Dir das natürlich nicht erklären, wenn wir keinen Lösungsansatz für Dich hätten. Das „Geheimnis" ist der N.E.A.T. – die „Non-Exercise-Activity-Thermogenesis". Dabei handelt es sich um den Kalorienverbrauch außerhalb Deines Trainings. Das beinhaltet alles, was Du am Tag machst – zum Beispiel Stehen, Gehen, Zappeln, Putzen oder Kochen. Die Auswirkungen dieses Verbrauchs werden extrem unterschätzt. Eine Studie hat gezeigt, dass der N.E.A.T von zwei Menschen sehr verschieden ausfallen kann – je nachdem, wie viel er sich außerhalb seines Trainings bewegt. Um das zu überprüfen, wurden 177 Menschen für jeweils 24 Stunden in einen Raum zur Kalorienmessung gesteckt. Dort hatten sie einen Schreibtisch, einen Computer sowie ein Bett zur Verfügung und konnten sich frei im Raum bewegen.

Es wurde festgestellt, dass der Kalorienverbrauch der Probanden teilweise Differenzen von mehr als 700 Kalorien aufwies – das entspricht fast 200 Gramm Kohlenhydraten.

Vorteilhaft ist, dass der N.E.A.T keinen der genannten Nachteile des Cardio-Trainings hat. Du verbrauchst kaum Kohlenhydrate aus Deiner Muskulatur, die Belastung muss nicht regeneriert werden und Du hast die Möglichkeit, viele Kalorien zu verbrennen und ein großes Kaloriendefizit zu erreichen. So weit, so gut. Wie kannst Du Dir den N.E.A.T jetzt zunutze machen? Am besten durch einfaches Gehen! Du kannst davon ausgehen, dass 1.000 Schritte je nach Deiner körperlichen Konstitution zwischen 40 und 70 Kalorien verbrennen. Wenn Du ein Tagesziel von 10.000 Schritten anstrebst – wofür Du nicht viel mehr Zeit investieren musst, als für ein 1-stündiges Cardio-Training – kannst Du pro Tag 400 bis 700 Kalorien verbrennen, ohne die Nachteile des Cario-Trainings zu haben. Dabei sind alle Schritte, die Du am Tag ohnehin läufst, natürlich schon eingerechnet.

Fazit: Cardio-Training ist für Muskelaufbau nicht erforderlich. Es kann aber positive Auswirkungen auf Dein Herz-Kreislauf-System haben und Sportsfreunden, die gerne über Ihr Kalorienziel hinausschießen, dabei helfen, nicht zu viel Fett anzusetzen. Da Cardio-Training Deine Regenerationszeit beeinflusst und Kohlenhydrate aus Deiner Muskulatur verbrennt, die Dir nachher im Training fehlen, ist es aber nicht optimal. Du kannst dieselben Effekte erreichen, indem Du einfach jeden Tag Schritte sammelst. So kannst Du genauso viele Kalorien verbrennen – und zwar ohne die Nachteile des Cardio-Trainings. Ob Du Deine Schritte durch regelmäßige Spaziergänge oder auf dem Laufband in Deinem Fitnessstudio sammelst, bleibt Dir überlassen.

ZUSAMMENFASSUNG – DIE WICHTIGSTEN PUNKTE FÜR DEN MUSKELAUFBAU

Damit Du Deinen Trainingsplan erstellen kannst, ohne jeden Abschnitt erneut lesen zu müssen, fassen wir die wichtigsten Aspekte für Dich zusammen. Dazu zählen:

- **Arten des Muskelaufbaus:** Es gibt zwei Möglichkeiten, Muskulatur aufzubauen – die sarkomere und die sarkoplasmatische Hypertrophie. Die sarkomere Hypertrophie entsteht durch eine mechanische Überlastung, wenn Du schwere Gewichte mit wenigen Wiederholungen bewegst – der klassische Bereich zwischen 8 und 12 Wiederholungen. Durch diese Art der Hypertrophie werden Deine Muskeln nicht nur größer, sondern auch stärker. Die sarkoplasmatische Hypertrophie entsteht durch eine metabolische Erschöpfung, wenn Du viele Wiederholungen mit geringem Gewicht machst. Dabei entstehen keine kontraktilen Elemente. Deine Muskeln werden zwar größer, aber kaum stärker.

- **Intensität:** Als optimale Intensität für Muskelaufbau gelten 60 bis 80 Prozent Deines 1RM. Das 1RM beschreibt das Gewicht, dass Du in einer bestimmten Übung maximal einmal bewegen kannst. Um die Gewichte für Deinen Trainingsplan festzulegen, muss zuerst ein Krafttest erfolgen.

- **Satz- und Wiederholungszahlen:** Wissenschaftliche Untersuchungen haben ergeben, das Muskelaufbau am effektivsten durch eine TUT – „Time under Tension“

beziehungsweise Zeit unter Muskelspannung – von 90 Sekunden erreicht werden kann. Aus dieser Zeitspanne ergeben sich ungefähre Satz- und Wiederholungszahlen von 3 Sätzen à 8 bis 12 Wiederholungen – je nach Geschwindigkeit der Übungsausführung. Fortgeschrittene Sportsfreunde können auch mehr als 3 Sätze pro Übung machen.

➔ **Satzpausen:** Die Pause zwischen den einzelnen Sätzen ist davon abhängig, wie stark eine bestimmte Übung Deinen Körper belastet. Bei der Ausführung von Grundübungen solltest Du 90 bis 120 Sekunden Pause zwischen den Sätzen lassen. Isolierte Übungen, die Deinen Körper weniger belasten, können mit Satzpausen von 45 bis 60 Sekunden ausgeführt werden.

➔ **Regenerationszeit:** Nach dem Training musst Du Deinem Körper genug Zeit einräumen, um sich wieder zu erholen. Deine Muskeln wachsen nicht während des Trainings, sondern in der Regenerationszeit. Allgemein gilt ein Zeitraum zwischen 48 und 72 Stunden als optimal. Der tatsächliche Wert hängt davon ab, wie intensiv Du trainierst und wie effektiv sich Dein Körper erholen kann. Ausschlaggebend sind Dein Stresslevel, Deine Schlafqualität und die Nährstoffzufuhr.

➔ **Übungsauswahl:** Für Einsteiger ist es ausreichend, zu Beginn nur Grundübungen zu trainieren – Kreuzheben, Kniebeugen, Bankdrücken, Klimmzüge und Rudern. Das trainiert den gesamten Körper und schult Deine

Koordination. Für die Arme und die Schultern kannst Du jeweils eine isolierte Übung mit drei Sätzen machen. Wichtig ist, dass Du nicht zu viel machst. Anderenfalls erhöhst Du die nötige Regenerationszeit und kannst nicht so häufig trainieren. Mit steigender Trainingserfahrung kannst Du Deinen Trainingsplan um mehr isolierte Übungen ergänzen.

➔ **Übungsausführung:** Bei der Übungsausführung ist es wichtig, dass Dein Zielmuskel über den gesamten Bewegungsablauf unter Spannung steht. Ein sinnvolles Wiederholungsschema lautet: Zwei Sekunden hochdrücken oder -ziehen, eine Sekunde am Punkt der höchsten Muskelspannung halten und zwei Sekunden ablassen. Die Übungsausführung sollte langsam und kontrolliert vonstattengehen – besonders in der negativen Phase der Bewegung.

➔ **Progression:** Steigerung ist die Voraussetzung für langfristige Erfolge im Muskelaufbau. Entscheidend ist, dass Du Deine Trainingsgewichte langsam aber kontinuierlich steigerst. Vermeide große Sprünge. Das wirkt sich negativ auf Deine Übungsausführung aus und erhöht das Verletzungsrisiko. Wir raten zu 5-Kilo-Schritten in Grundübungen und 1,25- oder 2,5-Kilo-Schirtten in isolierten Übungen. Steigere erst dann, wenn Du in allen Sätzen 12 saubere Wiederholungen ohne Schwung geschafft hast.

➔ **Stagnation:** Wenn Du nicht mehr weiter steigern kannst, stehen Dir mehrere Optionen zur Auswahl. Du kannst einen

Deload einschieben, um Deinem Körper mehr Regenerationszeit einzuräumen. Alternativ kannst Du mit Intensitätstechniken arbeiten, um Deine Muskeln intensiver zu belasten und neue Wachstumsreize zu setzen. Wir empfehlen zum Beispiel Drop-Sätze, negative Wiederholungen und Teilwiederholungen.

➔ **Individuelle Faktoren:** Um einen Trainingsplan zu erstellen, der optimal auf Deine Bedürfnisse angepasst ist, musst Du Deine individuellen Faktoren berücksichtigen. Falls Du koordinative Schwierigkeiten hast, solltest Du noch nicht schwer trainieren. Nutze vorerst leichte Gewichte und versuche, ein Gefühl für Deine Muskeln und die Bewegungsabläufe zu bekommen. Berücksichtige Deinen aktuellen Leistungsstand und wähle sinnvolle Trainingsgewichte aus. Falls Du Bewegungseinschränkungen hast, solltest Du diese beheben, bevor Du mit dem schweren Training beginnst. Für Deine Motivation solltest Du berücksichtigen, dass die Muskelfaserverteilung und die Länge der Deiner Extremitäten maßgeblich beeinflussen, wie schnell Du die ersten Erfolge siehst. Vergleiche Dich nicht mit anderen und arbeite mit dem, was Du hast. Jeder Mensch kann Muskeln aufbauen, wenn er nur lange und hart genug trainiert.

GANZKÖRPER- ODER SPLIT-TRAINING – WIE SOLLTE EIN MUSKELAUFBAU-TRAININGSPLAN AUFGEBAUT WERDEN?

Nun weißt Du alles, was nötig ist, um Dir selbst einen individuellen Trainingsplan zu erstellen, der optimal auf Deine persönlichen Anforderungen zugeschnitten ist. Letztlich gilt es noch die Frage zu klären, welche Art des Trainingsplans es in Deinem Fall sein soll. Wie es die Bezeichnung bereits erahnen lässt, trainierst Du bei einem Ganzkörpertraining Deinen gesamten Körper an nur einem Trainingstag. Das hat sowohl Vor-, als auch Nachteile. Vorteilhaft am Ganzkörpertraining ist, dass Du eine hohe Trainingsfrequenz hast. Du kannst jede große Muskelgruppe Deines Körpers drei- bis viermal pro Woche trainieren. Da die Intensität bei einem Ganzkörpertraining niedriger ausfällt (immerhin machst Du insgesamt weniger Wiederholungen pro Muskelgruppe), braucht Dein Körper nicht so viel Zeit, um sich davon zu erholen. Im Normalfall kann ein Ganzkörpertraining alle zwei Tage durchgeführt werden. So kannst Du Deine Technik in den Grundübungen schnell verbessern und somit den Grundstein für Deinen langfristigen Erfolg im Muskelaufbau legen. Dafür trainierst Du mit einem geringeren Trainingsvolumen pro Einheit. Nachteilig ist, dass ein Ganzkörpertraining viel Zeit erfordert. Ein zielführendes Training des gesamten Körpers ist unter einer Stunde kaum zu bewerkstelligen.

Wichtig: Für Einsteiger empfehlen die meisten Trainer einen Ganzkörperplan. Wenn Du an den meisten Wochentagen Zeit hast, um ins Training zu gehen, kannst Du aber auch einen Split-

Plan verfolgen und dieselben Erfolge erzielen. Die oberste Priorität beim Zusammenstellen Deines Trainingsplans sollte darin bestehen, dass er Dir Spaß macht. Es bringt Dir überhaupt nichts, wenn Du den besten Trainingsplan hast, Du diesen aber nicht langfristig durchziehen kannst, weil Du keinen Spaß daran hast.

Bei einem Split-Trainingsplan unterteilst Du Deine Trainingstage in unterschiedliche Muskelgruppen. Es gibt 2er, 3er, 4er oder 5er Splits. Die Ziffer steht dabei für die Anzahl an Trainingstagen.

Wenn Du Dich für einen 2er-Split entscheidest – was wir für Einsteiger als sinnvolle Alternative zu einem Ganzkörpertraining betrachten – kannst Du Deine Trainingseinheiten beispielsweise in Oberkörper- und Unterkörperübungen unterteilen.

Der am häufigsten genutzte 3er-Split teilt sich in Brust, Rücken und Beine auf. Ein 5er Split bietet die Möglichkeit, jeder Muskelgruppe einen eigenen Trainingstag zu widmen. Diese Methode eignet sich jedoch ausschließlich für Fortgeschrittene, die ihre Muskeln so intensiv trainieren können, dass eine Regenerationszeit von einer Woche sinnvoll ist.

Was sind nun die Vorteile des Split-Trainings? Der größte Vorteil besteht aus unserer Sicht darin, dass Du Deine Muskeln intensiver trainieren kannst. Anders als bei einem Ganzkörpertraining, machst Du nicht nur 3 bis 4 Sätze pro Muskelgruppe, sondern eher 6 bis15 – je nach Leistungsstand. So kannst Du intensivere Reize setzen und Dein Muskelwachstum auch im fortgeschrittenen Stadium effektiv vorantreiben.

Außerdem hast Du die Möglichkeit, mehr isolierte Übungen in Dein Training zu integrierten und vermehrten Fokus auf die Schwachstellen zu legen, die sich im Laufe Deiner Trainingszeit ergeben haben.

Bei vielen Sportsfreunden sind das zum Beispiel die Waden oder der hintere Schultermuskel. Der größte Nachteil des Splits-Trainings liegt darin, dass Du mindestens viermal pro Woche ins Gym musst. Einen 2er-Split solltest Du zweimal pro Woche durchführen – zum Beispiel Montag und Dienstag, Mittwoche Pause und dann wieder Donnerstag und Freitag.

BEISPIEL-TRAININGSPLÄNE FÜR MUSKELAUFBAU

Im Folgenden haben wir wieder zwei beispielhafte Trainingspläne für Dich vorbereitet. Einer richtet sich an Anfänger und einer an Fortgeschrittene.

Beispielplan für das Ganzkörpertraining

Tag 1	**Frei**	**Tag 2**	**Frei**	**Tag 3**
Kniebeugen 4 x 8 bis 12		Kreuzheben 4 x 8 bis 12		Kniebeugen 4 x 8 bis 12
Bankdrücken 3 x 8 bis 12		Überkopfdrücken 3 x 8 bis 12		Bankdrücken 3 x 8 bis 12
Überkopfdrücken 2 x 8 bis 12		Bankdrücken 2 x 8 bis 12		Überkopfdrücken 2 x 8 bis 12
Klimmzüge oder Lat-Ziehen 3 x 8 bis 12		Rudern mit der Langhantel oder einer Maschine 3 x 8 bis 12		Klimmzüge oder Lat-Ziehen 3 x 8 bis 12
Bizeps-Curls 3 x 8 bis 12		Hammer-Curls 3 x 8 bis 12		Bizeps-Curls 3 x 8 bis 12
Trizepsstrecken über Kopf 3 x 8 bis 12		Trizepsstrecken vor dem Körper 3 x 8 bis 12		Trizepsstrecken über Kopf 3 x 8 bis 12

*60 Prozent 1RM für Grundübungen

*60 bis 90 Sekunden Pause für Grundübungen

*< 60 Prozent 1RM für isolierte Übungen

*45 bis 60 Sekunden Pause für isolierte Übungen

Dieser Beispiel-Trainingsplan richtet sich in erster Linie an Einsteiger. Du trainierst ausschließlich Grundübungen und machst ergänzend nur isolierte Übungen für die Arme. Wer noch ganz am Anfang steht, kann die Isolationsübungen komplett weglassen. Drück- und Zug-Übungen belasten die Arme ausreichend, um sie in den ersten Monaten zum Wachsen anzuregen. Mit steigender Trainingserfahrung können weitere isolierte Übungen sinnvoll ergänzt werden – zum Beispiel für die seitliche und hintere Schulter oder die Waden.

Wie Du siehst, gibt es zwei unterschiedliche Trainingstage, die sich immer wieder abwechseln. An Tag 1 legst Du den Fokus auf die Vorderseite des Oberschenkels – also den Quadrizeps. An Tag zwei ersetzt Du die Kniebeugen durch Kreuzheben und trainierst dadurch vermehrt Deinen hinteren Oberschenkel und die Gesäßmuskulatur. An Tag 1 liegt der Fokus mit drei Sätzen Bankdrücken auf der Brustmuskulatur. An Tag 2 führst Du für den Fokus auf die Schulter drei Sätze Überkopfdrücken aus und hängst zwei Sätze Bankdrücken hinten dran. Die isolierten Übungen für die Arme wechseln sich ebenfalls ab, sodass Du alle Muskelfasern des Bizeps und Trizeps gleichermaßen ansprechen kannst. Dieser Trainingsplan ist so gedacht, dass alle Trainingstage mit der gleichen Häufigkeit durchgeführt werden. Das bedeutet, in der ersten Woche trainierst Du zweimal Tag 1 und einmal Tag 2. In der zweiten Wochen beginnst Du mit Tag 2 und trainierst diesen somit zweimal.

Wichtig: Wir haben uns in diesem Beispiel bewusst für Grundübungen entschieden, die Du mit der Langhantel ausführen solltest. Diese bieten den Vorteil, dass sie Deine Koordination schulen und bei korrekter Ausführung auch Deinen Rumpf und viele kleinere Muskeln trainieren können, die überwiegend stabilisierend arbeiten. Du kannst die Grundübungen jedoch auch durch Übungen an der Maschine ersetzen – zum Beispiel Brustpresse statt Bankdrücken, Lat-Ziehen statt Klimmzügen oder Beinpresse statt Kniebeugen.

Beispielplan für einen 2er-Split

Tag 1	**Tag 1 (Variation)**
Bankdrücken 4 x 8 bis 12	Dips 4 x 8 bis 12
Schrägbankdrücken 3 x 8 bis 12	Schrägbankdrücken mit Kurzhanteln 3 x 8 bis 12
Butterfly 3 x 10 bis 15	Negative Butterflys am Kabelzug 3 x 10 bis 15
Überkopfdrücken 4 x 8 bis 12	Überkopfdrücken mit Kurzhanteln 3 x 8 bis 12
Seitheben 3 x 10 bis 15	Seitheben am Kabelzug 3 x 10 bis 15
Trizepsstrecken einhändig über dem Kopf 3 x 8 bis 12	Enges Bankdrücken 3 x 8 bis 15
Trizepsstrecken vor dem Körper 3 x 10 bis 15	Trizepsdrücken im Liegen mit SZ-Stange 3 x 10 bis 15

Tag2	**Tag2 (Variation)**
Kreuzheben 4 x 8 bis 12	Kreuzheben 4 x 8 bis 12
Kniebeugen 4 x 8 bis 12	Kniebeugen 4 x 8 bis 12
Klimmzüge 4 x 8 bis 12	Rudern an der Maschine 4 x 8 bis 12
Beinstrecker 3 x 10 bis 15	Beinbeuger 3 x 10 bis 15
Vorgebeugtes Seitheben 3 x 10 bis 15	Butterfly-Reverse 3 x 10 bis 15
Bizeps-Curls mit Kurzhanteln 4 x 8 bis 12	Hammer-Curls 4 x 8 bis 12
Wadenheben im Stehen 3 x 8 bis 12	Wadenheben im Sitzen 3 x 8 bis 12

*60 Prozent 1RM für Grundübungen

*60 bis 90 Sekunden Pause für Grundübungen

*< 60 Prozent 1RM für isolierte Übungen

*45 bis 60 Sekunden Pause für isolierte Übungen

Dieser 2er-Split richtet sich an fortgeschrittene Sportsfreunde und unterteilt sich in zwei Trainingstage – Brust/ Schulter und Rücken/Beine. Der Plan ist so gedacht, dass Du immer zwei Trainingstage nacheinander hast und anschließend einen Tag Pause machst. Das kannst Du kontinuierlich durchziehen, musst aber in Kauf nehmen, dass Du nicht an jedem Wochentag die gleichen Muskelgruppen trainierst. Alternativ kannst Du Montag und Dienstag trainieren, einen Tag Pause machen, Donnerstag und Freitag trainieren und dann das ganze Wochenende pausieren.

Wie Du siehst, beinhaltet dieser Trainingsplan mehr isolierte Übungen und insgesamt ein höheres Volumen für die großen Muskelgruppen. Dafür musst Du pro Woche aber mehr Zeit einplanen.

An Tag 1 machst Du drei Übungen für die Brust – eine schwere Grundübung, eine Assistenzübung und eine isolierte Übung. Da die Schulter bei drückenden Übungen immer mitbelastet wird, brauchst Du hierfür nur eine Grundübung machen – das Überkopfdrücken. In Kombination mit einigen Sätzen Seitheben hast Du Deine Schulter gut trainiert. Den hinteren Schulterkopf trainierst Du dann am Rückentag, wo er durch Zug-Übungen vorermüdet wird. Für den Trizeps – den größeren Anteil Deiner Oberarmmuskulatur – machst Du zwei Übungen aus unterschiedlichen Winkeln. So kannst Du sicherstellen, dass Du alle Muskelfasern belastest.

Am Rückentag machst Du Dir zunutze, dass das Kreuzheben nicht nur Deinen Beinbeuger stark belastet, sondern auch Deine Rückenmuskulatur – vor allem die Muskeln um Deine Schulterblätter herum. Das bedeutet, eine weitere mehrgelenkige Rückenübung sollte in Kombination mit einer Isolationsübung ausreichend sein, um Deinen Rücken zum Wachsen zu bringen. Um nicht nur Deinen Beinbeuger, sondern auch Deinen Beinstrecker – den Quadrizeps – zu trainieren, machst Du Kniebeugen und eine isolierte Beinübung – je nach Trainingstag eine streckende oder beugende Übung. Das vorgebeugte Seitheben beziehungsweise Butterfly-Reverse an der Maschine trainiert Deine hintere Schulter, sodass Du über die gesamte Trainingswoche alle Anteile der Schultermuskulatur belastet hast. Da der Bizeps ein kleiner Muskel ist und bei den Klimmzügen oder beim Rudern bereits stark belastet wird, ist eine

Isolationsübung pro Rückentraining ausreichend. Damit die Wadenmuskulatur nicht zu kurz kommt, wird diese an Tag 2 mit einer Übung belastet. Wichtig ist, zwischen sitzendem und stehendem Wadenheben zu unterscheiden. Das sitzende Heben trainiert in erster Linie den Soleus, der unter dem Gastrocnemius liegt – dem großen Wadenmuskel mit der typischen Herzform. Dieser wird wiederum beim stehenden Wadenheben mehr trainiert.

Dieser Beispiel-Trainingsplan ermöglicht es Dir, mit vier beziehungsweise fünf Trainingstagen pro Woche ein hohes Trainingsvolumen für jede große Muskelgruppe zu erreichen. Damit eignet er sich auch für Fortgeschrittene Sportsfreunde, die bereits ein solides Fundament an Muskelmasse aufgebaut haben.

FAQ – HÄUFIG GESTELLTE FRAGEN ZUM MUSKELAUFBAU

Abschließend möchten wir Dir die Antworten auf einige der am häufigsten gestellten Fragen zum Thema Muskelaufbau mit auf den Weg geben.

Gehen meine Muskeln verloren, wenn ich einige Wochen nicht trainieren kann?

Im Laufe Deiner Trainingskarriere wird es immer wieder passieren, dass Du ein paar Wochen nicht trainieren kannst – zum Beispiel, wenn Du krank bist oder in den Urlaub fährst. Wenn es so weit ist, brauchst Du keine Angst haben, dass Deine hart antrainierte Muskulatur gleich wieder verschwindet. Du solltest aber darauf vorbereitet sein, dass Deine Muskeln schon nach wenigen Tagen ohne Training optisch wesentlich kleiner erscheinen. Jetzt musst Du Ruhe bewahren und Deinen Urlaub genießen oder Dich von Deiner Erkältung erholen. Denn in den ersten zwei Wochen ohne Training findet normalerweise kaum Muskelabbau statt – unter der Voraussetzungen, dass Du Dich eiweißreich ernährst. Die optische Verkleinerung resultiert daraus, dass Deine Muskeln durch das fehlende Training schlechter durchblutet werden, weniger Kohlenhydrate speichern und dementsprechend weniger Wasser binden. Ernähre Dich innerhalb einer Trainingspause einfach weiterhin gesund und eiweißreich. Dann brauchst Du keinen Muskelabbau fürchten. Ihre ursprüngliche Größe bekommen Deine Muskeln innerhalb von wenigen Tagen zurück, sobald Du wieder ins Training einsteigst.

Wie viel Muskulatur kann ich in einem Jahr aufbauen?

Wie viel Muskulatur Du innerhalb eines Jahres aufbauen kannst, ist in hohem Maße von Deiner Trainingserfahrung abhängig. Wenn Du Dich kontinuierlich zielführend ernährst, diszipliniert ins Fitnessstudio gehst und für eine optimale Regeneration sorgst, kannst Du in Deinem ersten Trainingsjahr durchaus 500 bis 1.000 Gramm an reiner Muskelmasse pro Monat zulegen. Das heißt, für Trainingseinsteiger ist ein Muskelzuwachs von 6 bis 12 Kilogramm im ersten Jahr nicht unrealistisch. Das hört sich vielleicht nicht nach viel an. Aber stell Dir mal 12 Kilo Fleisch auf einem Teller vor und verteile diese gedanklich an Deinem Körper. Dann wirst Du feststellen, dass 12 Kilogramm optisch einen extremen Unterschied machen. Wenn Du mehr als 1 Kilogramm pro Monat aufbaust, musst Du davon ausgehen, dass ein Teil davon Fett ist. Mit zunehmender Trainingserfahrung nimmt das Potential allerdings drastisch ab. Wer schon länger als

10 Jahre trainiert, ist froh, wenn er 1 Kilo pro Jahr aufbauen kann. Allgemein lässt sich sagen, dass sich die Wachstumsrate von Trainingsjahr zu Trainingsjahr halbiert. Das heißt, wenn Du im ersten Jahr 10 Kilo aufgebaut hast, ist ein Muskelwachstum von 5 Kilogramm im zweiten Jahr realistisch. Beachte, dass es sich hierbei um grobe Richtwerte handelt, die nicht von jedem Sportsfreunde erreicht erreicht.

Kann ich nur mit meinem eigenen Körpergewicht Muskeln aufbauen?

Ja, Du kannst nur mit Deinem eigenen Körpergewicht Muskeln aufbauen. Gerade für einen Einsteiger sind Liegestützen und Klimmzüge vollkommen ausreichend, um die ersten Erfolge zu erzielen. Dein Körpergewicht spielt hierfür eine entschiedene Rolle. Wenn Du relativ schwer bist, schaffst Du eventuell nicht genug Wiederholungen pro Satz, um wirklich effektiv Muskelaufbau zu betreiben. Wer vergleichsweise leicht ist, kann problemlos mehr als 20 Liegestützen und Klimmzüge machen. Auch das ist für bestmögliche Erfolge in Sachen Muskelaufbau nicht unbedingt optimal. Es gibt aber Möglichkeiten, mit denen Du ein hohes oder niedriges Körpergewicht ausgleichen kannst. Widerstandsbänder sind zum Beispiel eine gute Möglichkeit, um Übungen mit dem eigenen Körpergewicht intensiver zu gestalten. Falls Du am Anfang noch nicht so viele Wiederholungen schaffst, kannst Du es Dir auch leichter machen. Beispielsweise kannst Du Deine Liegestützen auf den Knien durchführen. Das verkürzt den Hebel und macht die Ausführung merklich einfacher. Bei Klimmzügen kannst Du ein Widerstandsband an der Stange befestigen und unter Deine Füße oder Knie spannen. So unterstützt Dich das Band bei der Übungsausführung und sorgt dafür, dass Du mehr Wiederholungen schaffst.

Falls Du Dich fragst, ob Du mit Deinem eigenen Körpergewicht genauso effektiv Muskeln aufbauen kannst, wie mit Gewichten, müssen wir leider mit Nein Antworten. Die Möglichkeiten, Dich bei Übungen mit dem eigenen Körpergewicht zu steigern, sind limitiert. Irgendwann schaffst Du so viele Wiederholungen, dass Du eher im Ausdauer-Bereich trainierst und kaum noch an Muskulatur aufbaust. Erschwerend hinzu kommt, dass Du Deine Beine ohne Zusatzgewichte kaum intensiv genug trainieren kannst, um sie zum Wachsen anzuregen.

Wie lange sollte eine Trainingseinheit dauern?

Grundsätzlich kann ein intensives Muskeltraining zwischen 45 Minuten und zwei Stunden dauern. Die Frage sollte eher lauten, wie lange muss eine Trainingseinheit dauern, um den bestmöglichen Reiz zu setzen? Das hängt von Deinem Leistungsstand ab. Als Einsteiger kannst Du Deinen gesamten Körper innerhalb von einer Stunde optimal Trainieren und zum Wachsen anregen. Ein fortgeschrittener Sportsfreund, der sein Training aufsplittet, muss 30 bis 60 Minuten pro Muskelgruppe investieren, um weiterhin effektiv Muskeln aufbauen zu können. Wie lange Dein Training dauern sollte, können wir Dir leider nicht sagen, ohne Deinen aktuellen Leistungsstand zu kennen. Deshalb raten wir Dir, auf Deinen Körper zu hören. Wenn Du Dich ständig schlapp und ausgelaugt fühlst, kommt Dein Körper wahrscheinlich mit der Regeneration nicht hinterher. Gestalte Deine Trainingseinheiten lieber etwas zu kurz als zu lang. Wenn Du immer wieder erschöpft ins Training gehst, baust Du überhaupt keine Muskulatur auf.

Muss ich meinen Trainingsplan in Aufbau- und Diätphasen unterteilen?

Nein, absolut nicht. Die klassische „Massephase" kommt aus dem professionellen Bodybuildung. Hierbei geht es darum, einen sehr großen Kalorienüberschuss zu erreichen, um in einer bestimmten Zeit die höchstmögliche Menge an Muskulatur aufzubauen. Profi-Bodybuilder nehmen das in Kauf, weil sie vor ihrem Wettkampf ohnehin eine Diät machen müssen. Unter der Annahme, dass Du Dich selbst eher als ambitionierten Hobby-Sportler betrachtest, möchten wir Dir von der Unterteilung in Aufbau- und Diätphasen abraten. Wähle lieber einen kleinen Kalorienüberschuss von rund 300 Kalorien pro Tag. So kannst Du das ganze Jahr über aufbauen, ohne viel Fett anzusetzen. Wenn Du im Sommer richtig gut in Form kommen willst, kannst Du einen „Mini-Cut" einschieben. Dabei handelt es sich um eine kurzzeitige Diät mit einem hohen Kaloriendefizit von bis zu 1.000 Kalorien. So kannst Du vermeiden, dass Du einen Großteil Deiner hart antrainierten Muskelmasse im Rahmen einer monatelangen Diät wieder verlierst.

Spielt es eine Rolle, zu welcher Tageszeit ich trainiere?

Studien haben gezeigt, dass die Testosteron-Werte am Morgen um bis zu 35 Prozent höher als am Abend sein können. Testosteron ist das männliche Geschlechtshormon und maßgeblich entscheidend für Dein Wohlbefinden, Deine Energie und Deinen Erfolg im Muskelaufbau. Dazu kommt, dass Du wahrscheinlich besser schlafen kannst, als wenn Du in den späten Abendstunden trainierst. Denn nach einem intensiven Training laufen Deine Stoffwechselprozesse auf Hochtouren und der Puls kann noch bis zu drei Stunden nach dem Sport erhöht sein. Das sorgt wiederum dafür, dass Du schlechter einschlafen kannst. Es gibt allerdings auch Punkte, die für ein Training am Abend sprechen. Vor allem zu erwähnen ist, dass morgens nicht nur Deine Testosteron-Werte höher sind, sondern auch Dein Cortisol-Spiegel. Cortisol ist ein Stresshormon, das den Abbau von Muskelmasse begünstigt. Außerdem befindet sich Dein Kraftlevel nach dem Aufstehen am absoluten Tiefpunkt und erreicht erst gegen Abend sein maximales Potential.

Aus unserer Sicht sind die Vorteile des morgendlichen und abendlichen Trainings ziemlich ausgeglichen. Deshalb raten wir Dir, einfach so zu trainieren, wie es am besten in Deinen Zeitplan passt. Was Du vermeiden solltest, ist ein Training kurz vor dem zu Bett gehen. Wie bereits erwähnt, wirkt sich das negativ auf Deine Schlafqualität aus. Diese ist maßgeblich entscheidend für Deine Regeneration und damit auch für Dein Muskelwachstum. Außerdem solltest Du nach dem Training eine vollwertige Mahlzeit mit viel Eiweiß und Kohlenhydraten zu Dir nehmen. Wenn Du mit vollem Magen ins Bett gehst, wird Deine Schlafqualität ebenfalls beeinträchtigt.

WIE FUNKTIONIERT KRAFTAUFBAU?

Wer viel Kraft hat, muss nicht automatisch sehr muskulös sein. Anders herum muss jemand mit großen Muskeln nicht automatisch sehr kräftig sein. Das liegt daran, dass Kraft- und Muskelaufbau zwei verschiedene körperliche Anpassungen sind und sich nur in einigen Punkten überschneiden. Beim Kraftaufbau geht es in erster Linie darum, Bewegungen zu optimieren. Die

Kraftleistung in Grundübungen wie Kniebeugen, Kreuzheben oder Bankdrücken ist in hohem Maße von der intramuskulären Koordination abhängig. Gemeint ist, wie effizient Dein Körper diese Bewegungen ausführen kann und wie viel seiner vorhandenen Muskelmasse er tatsächlich für die Bewältigung des Gewichtes nutzt. Es geht darum, neuronale Pfade zu schaffen und möglichst viele Muskelfasern zu rekrutieren.

Das bedeutet, Kraftaufbau ist in erster Linie eine neurologische Anpassung. Mal angenommen, ein untrainierter Mensch ist imstande, 70 Kilo auf der Bank zu drücken. Theoretisch hat er genug Kraft, um 100 Kilo zu bewegen. Er kann aber nicht alle Muskelfasern gleichzeitig rekrutieren, um seine volle Kraft auszuschöpfen. Allgemein gilt: Ein untrainierter Mensch kann ungefähr 60 Prozent seiner vorhandenen Muskelfasern zur Bewältigung eines Gewichtes rekrutieren – also auch nur rund 60 Prozent seiner Kraft abrufen. Durch Training lässt sich dieser Wert auf bis zu 90 Prozent steigern. Die restlichen 10 Prozent können nur in lebensbedrohlichen Situationen abgerufen werden. Das ist zum Beispiel der Grund dafür, dass eine durchschnittliche Frau problemlos einen Kleinwagen anheben könnte, wenn ihr Kind darunter liegen würde.

Dazu folgendes Beispiel: Stell Dir die Nervenleitbahnen zwischen Deinem Gehirn und Deinem Bizeps als einen schmalen Trampelpfad vor. Die Nervenimpulse, die Deinen Bizeps kontrahieren lassen, sind die Personen, die diesen Trampelpfad entlang laufen. Je schmaler der Pfad ist, desto weniger Menschen können gleichzeitig darauf laufen. Für die Kraft Deines Bizeps bedeutet das: Je untrainierter die Nervenleitbahnen sind, desto weniger Impulse können übertragen werden und umso weniger Muskelfasern können gleichzeitig kontrahieren. Durch gezieltes

Training kannst Du Deinen neuronalen Trampelpfad ausbauen. So wächst er von einem Trampelpfad zu einem gepflasterten Gehweg, zu einer Landstraße und irgendwann zu einer mehrspurigen Autobahn.

Und wie lassen sich die neuronalen Pfade nun trainieren? Ganz einfach: Durch eine Reizung beziehungsweise Überlastung des zentralen Nervensystems. Dazu ist es nötig, schwere Gewichte zu bewegen, die mindestens 75 Prozent der maximalen Leistungsfähigkeit entsprechen sollten. Dadurch werden nicht nur mechanische Muskelreize gesetzt, die eine sarkomere Hypertrophie hervorrufen können, sondern es kommt auch zu neuronalen Anpassungen. Dein Körper passt sich dahingehend an, Bewegungen effizienter durchzuführen – also mehr Muskelfasern gleichzeitig zu rekrutieren.

Natürlich spielt die Größe der Muskeln für die Kraftleistung ebenfalls eine Rolle. Ein größerer Muskel hat immer ein höheres Kraftpotential. Dieses Potential lässt sich jedoch nur vollständig ausschöpfen, wenn die neuronalen Pfade trainiert sind und ein Großteil der vorhanden Muskelfasern in die Bewegung einbezogen werden können.

Fazit

Wer Kraft aufbauen will, muss nicht nur seine Muskeln trainieren, sondern auch sein zentrales Nervensystem. Das machst Du, indem Du mit hoher Intensität und niedrigem Volumen trainierst – also schwere Gewichte und wenig Wiederholungen. So trainierst Du Dein Nervensystem dahingehend, mehr Muskelfasern gleichzeitig aktivieren zu können. Kraft ist das Resultat aus vergrößerten

Muskelfasern und gut eingeschliffenen neuronalen Pfaden, die dafür sorgen, dass die vorhandenen Muskelfasern mit maximaler Effizienz kontrahieren können.

INTENSITÄT, WIEDERHOLUNGSZAHL UND SATZZAHL FÜR KRAFTAUFBAU

Wer Kraft aufbauen will, sollte mit schweren Gewichten trainieren. So viel steht schon mal fest. Doch wie schwer sollte es denn nun wirklich sein? Hierfür gibt es leider keine Pauschale Antwort. Wissenschaftlich erwiesen ist, dass das höchste Potential für eine Anpassung Deines Zentralen Nervensystem bei einer Intensität zwischen 75 und 90 Prozent Deines Maximalgewichtes besteht. Das bedeutet, wer 100 Kilo beim Bankdrücken einmal bewegen kann, sollte mit 75 bis 90 Kilo trainieren. Wie schwer das Gewicht am Ende wirklich sein sollte, hängt davon ab, wie viele Wiederholungen Du machen willst. Ein klassisches Wiederholungsschema für Kraftaufbau sind zum Beispiel 3 Wiederholungen à 7 Sätze. Für diesen Wiederholungsbereich wäre beispielsweise eine Intensität von 85 bis 90 Prozent Deines 1RM sinnvoll.

Wenn Du weniger Wiederholungen machen willst, kannst Du das Gewicht höher wählen. Willst Du mehr Wiederholungen machen, solltest Du weniger Gewicht verwenden.

Hinweis: Je näher das Trainingsgewicht an Deinem derzeitigen Maximalgewicht liegt, desto höher ist die Belastung auf Dein zentrales Nervensystem und damit auch das Potential für eine ZNS-Anpassung.

Wenn Du das Gewicht niedriger wählst und dafür mehr Wiederholungen machen kannst, hast Du bessere Chancen, nicht nur Kraft, sondern auch Muskulatur aufzubauen.

Abschließend lässt sich sagen, dass Kraftaufbau in unterschiedlichen Wiederholungsbereichen stattfindet. Wichtig ist, dass Du Dein Trainingsgewicht an Deine Wiederholungs- und Satzzahlen anpasst. Das könnte zum Beispiel folgendermaßen aussehen:

- ➔ 10 x 1 – 100 Prozent 1 RM
- ➔ 8 x 2 –90 Prozent 1 RM
- ➔ 7 x 3 – 85 Prozent 1RM
- ➔ 6 x 4 – 80 Prozent 1 RM
- ➔ 5 x 5 – 75 Prozent 1 RM
- ➔ 6 x 4 – 70 Prozent 1 RM

WELCHE SATZPAUSEN SIND FÜR KRAFTAUFBAU SINNVOLL?

Wenn Du schwere Gewichte bewegst und die Belastung auf Dein zentrales Nervensystem hoch ist, solltest Du Deinem Körper zwischen den Sätzen eine längere Pause einräumen. Wie lang diese sein sollte, hängt davon ab, wie hoch die Intensität ist. Eine sinnvolle Pausenzeit liegt je nach Intensität zwischen 3 und 5 Minuten. Genau wie beim reinen Muskelaufbau, solltest Du darauf achten, dass die Satzpausen immer gleich sind. Nur so kannst Du Deine Gewichte sinnvoll steigern.

TRAININGSZYKLEN – MUSKELAUFBAU FÜR KRAFTSPORTLER

Wenn Du die maximale Kraftleistung aus Deinem Körper herausholen möchtest, solltest Du nicht nur im niedrigen Wiederholungsbereichen trainieren. Es ist sinnvoll, das Training in unterschiedliche Phasen zu unterteilen, in denen Du nicht nur gezielt Kraft aufbaust, sondern auch einige Wochen so trainierst, dass Du Muskeln aufbaust. Die Zyklisierung des Trainings spielt im Kraftaufbau eine wesentlich wichtigere Rolle als beim reinen Muskelaufbau.

So könnte ein Kraft-Zyklus aussehen: Du kannst Dein Training beispielsweise in 12-Wochen-Zyklen unterteilen. In den ersten fünf Wochen trainierst Du auf Kraft und machst wenig Wiederholungen mit schweren Gewichten gefolgt von einer 1-wöchigen Deload-Phase. In den darauffolgenden vier Wochen liegt Dein Fokus auf dem Muskelaufbau. Hier verfolgst Du einen klassischen Hypertrophie-Plan, um Deine Muskeln maximal zum Wachsen anzuregen. Darauf folgt wieder eine 1-wöchige Deload-Phase. Am Ende eines jeden Zyklus steht immer die Peeking-Phase. In dieser Phase machst Du nur eine Wiederholung pro Satz und steigerst die Gewichte bis zum Maximum. Dadurch findest Du heraus, wie sehr Du Dich in Deinem Zyklus gesteigert hast und wo Deine derzeitigen Maximalkraftwerte liegen. Anhand dieser Werte kannst Du die Intensitäten und Wiederholungszahlen für Deinen nächsten Zyklus planen.

Die Aufteilung der Trainingszyklen ist nicht in Stein gemeißelt. Du kannst auch mehr oder weniger Wochen für Kraft und Hypertrophie einplanen – je nachdem, wo Dein derzeitiger Fokus liegt. Am Ende zählt nur, dass Du Deinen Trainingsplan langfristig durchziehen kannst und kontinuierlich Erfolge erzielst.

KRAFTAUFBAU OHNE TRAININGSZYKLEN

Wie Du nun weißt, solltest Du auch mit dem Ziel des Kraftaufbaus nicht nur in niedrigen Wiederholungsbereichen trainieren. Du musst auch gezielt Muskulatur aufbauen, um Dein höchstmögliches Kraftpotential abrufen zu können. Ein zyklischer Trainingsplan bietet Dir hierfür zwar eine gute Möglichkeit, zwingend erforderlich ist er aber nicht. Du kannst Deinen Trainingsplan auch so aufbauen, dass Du in jeder Einheit sowohl etwas für Kraft-, als auch für Muskelau tust. Stelle dazu die Grundübung, in der Du Deine Kraft steigern willst, an den Anfang des Trainings. Hier trainierst Du nach einem klassischen Kraftaufbau-Schema – zum Beispiel 7 Sätze à 3 Wiederholungen oder 6 Sätze à 4 Wiederholungen. Anschließend machst Du eine Assistenzübung – also eine Übung mit Übertrag, deren Bewegungsablauf Deiner Hauptübung sehr ähnlich ist. Diese Übung trainierst Du im Hypertrophie-Bereich mit 8 bis 12 Wiederholungen und 3 bis 4 Sätzen. Abschließend kannst Du eine isolierte Übung für die jeweilige Muskelgruppe mit bis zu 15 Wiederholungen pro Satz absolvieren. So deckst Du alle Wiederholungsbereiche ab und kannst ohne Zyklisierung Deines Trainings sowohl Kraft-, als auch Muskeln aufbauen. Am Beispiel der Brustmuskulatur könnte das wie folgt aussehen:

➔ Bankdrücken – 85 Prozent 1RM mit 7 x 3
➔ Schrägbankdrücken – 60 Prozent 1 RM mit 4 x8-12
➔ Butterfly – <60 Prozent 1RM mit 13 x 15

WIE FUNKTIONIERT PROGRESSION IM KRAFTTRAINING?

Die gute Nachricht ist, das Progression im Krafttraining wesentlich schneller vonstattengeht, als es beim reinen Muskelaufbau der Fall ist. Dafür ist das Ganze etwas komplizierter. Du wirst feststellen, das es Dir leichter fällt, bei 3 bis 4 Wiederholungen mehr Gewicht zu bewegen, als wenn Du 8 bis 12 Wiederholungen machst. Damit Du verstehst, warum das so ist, machen wir einen kleinen Exkurs in die muskuläre Energiegewinnung.

Grundsätzlich unterscheiden wir zwischen aerober und anaerober Energiebereitstellung. Vorab solltest Du wissen, das Energie nicht unmittelbar aus Deiner Nahrung gewonnen wird, sondern aus Adenosintriphosphat (ATP), das in allen Körperzellen gespeichert ist. Dieses Phosphat wird verbraucht, um schnell verfügbare Energie bereitzustellen. Zu Beginn der Energiebereitstellung zerfällt das ATP und liefert schnell Energie ohne die Zuhilfenahme von Sauerstoff. Hierbei ist von anaerober Energiebereitstellung die Rede. Diesen Vorgang kann Dein Körper aber nur kurzfristig aufrechterhalten – etwa 45 bis 60 Sekunden. Danach geht die anearobe Energiebereitstellung in die aerobe Energiebereitstellung über. Dieser Vorgang liefert weniger Energie und führt zur Entstehung von Milchsäure (Laktat). Die Milchsäure lässt Deine Muskeln ermüden. Dadurch kann es passieren, dass Du in höheren Wiederholungsbereichen keine Wiederholung mehr schaffst, obwohl Dein Muskel eigentlich noch genug Kraft hat. Die aerobe und anaerobe Energiebereitstellung wird in der folgenden Grafik veranschaulicht.

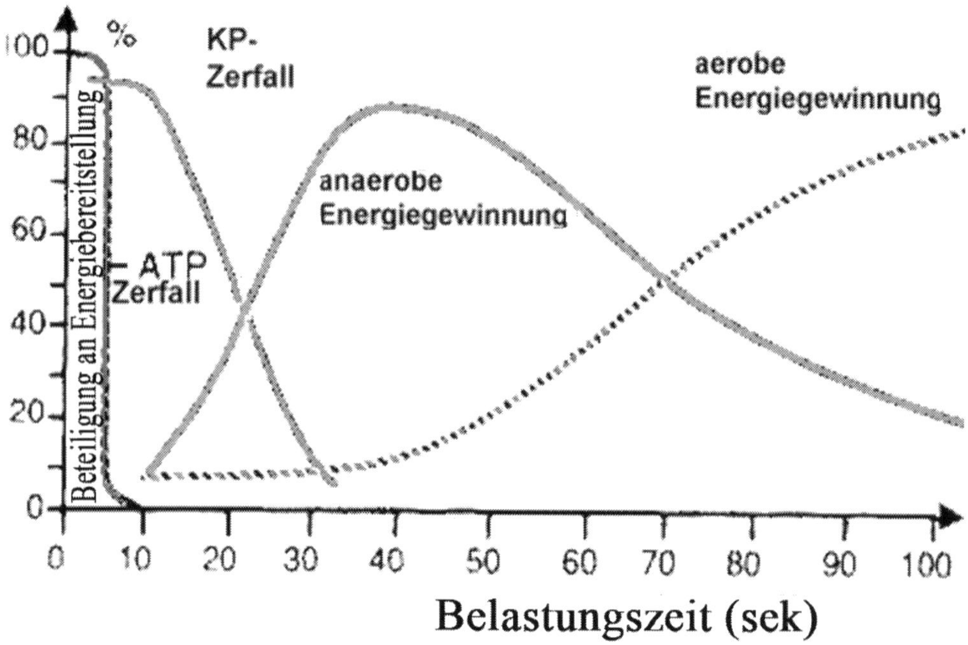

Wenn Du mit schweren Gewichten und wenigen Wiederholungen trainierst, gewinnst Du Deine Energie vor allem anaerob – also ohne Sauerstoff. Im klassischen Hypertrophie-Bereich von 8 bis 12 Sekunden ist Dein Körper bereits auf Sauerstoff angewiesen. Für Deine Progression ist das ein limitierender Faktor. Denn die Energiebereitstellung unter Zuhilfenahme von Sauerstoff lässt sich durch Training kaum verbessern. Aus diesem Grund kannst Du im reinen Krafttraining schneller steigern. Immerhin hast Du mit einem limitierenden Faktor weniger zu kämpfen.

Lineare und nicht lineare Progression

Kommen wir nun zum komplizierten Teil. Wie beim reinen Muskelaufbau, geht es bei der Progression in Sachen Kraftaufbau in erster Linie darum, Dein Gesamtvolumen zu steigern – also Sätze x Wiederholungen x Gewicht. Als Einsteiger solltest Du

Deine Progression nicht verkomplizieren. In den ersten Jahren Deines Krafttrainings kannst Du problemlos linear steigern. Lineare Steigerung bedeutet, dass Du Dich immer nur in einem Faktor verbesserst – also Gewicht, Wiederholungszahl oder Satzzahl. Die Satz- und Wiederholungszahlen kannst Du nicht bis ins Unendliche steigern. Deshalb kommst Du auf lange Sicht nicht darum herum, das Gewicht zu steigern. Nichtsdestotrotz hast Du zwei Möglichkeiten, linear zu steigern: Entweder legst Du von Training zu Training etwas mehr Gewicht auf oder Du versuchst, mehr Wiederholungen zu schaffen. Damit Du konstant in einem sinnvollen Wiederholungsbereich für Kraftaufbau bleibst, musst Du bei der Steigerung Deiner Wiederholungszahlen natürlich irgendwann mehr Gewicht auflegen und die Wiederholungen wieder reduzieren.

Tipp: Steigere in kleinen Schritten. Gerade Einsteiger können von Woche zu Woche leicht um 2,5 Kilogramm steigern. Solange das funktioniert, steigerst Du linear. Sobald Du Dein erstes Plateau erreichst, muss Du Deine Progression nicht linear gestalten. Wann das erste Plateu erreicht wird, ist von Sportler zu Sportler verschieden.

Sobald Du mehr als einen Faktor veränderst, sprechen wir von nicht linearer Progression. Diese wird erst dann interessant für Dich, wenn Du zum ersten Mal stagnierst. Jetzt musst Du mehrere Faktoren verändern, um Dich weiterhin verbessern zu können. Die einfachste und am häufigsten genutzte Möglichkeit, nicht linear zu steigern, funktioniert über eine Reduzierung des Gewichtes und eine Erhöhung der Wiederholungszahlen. Wenn Du bislang in einem Wiederholungsbereich von 3 Wiederholungen à 7 Sätzen mit 85 Prozent Deines 1RM trainiert hast, könnte das zum Beispiel wie folgt aussehen:

- ➔ 3 x 7 mit 85 Prozent 1RM → Stagnation
- ➔ 4 x 6 mit 80 Prozent 1RM → Stagnation
- ➔ 5 x 5 mit 75 Prozent 1RM → Stagnation
- ➔ 4 x 6 mit 70 Prozent 1RM → Stagnation
- ➔ Krafttest → 3 x 7 mit 85 Prozent 1RM

Sobald Du stagnierst, reduzierst Du das Gewicht um 5 Prozent und machst mit diesem Gewicht eine Wiederholung mehr und einen Satz weniger. Jetzt versuchst Du, Dich in diesem Wiederholungsbereich weiter zu steigern. Sobald Du wieder stagnierst, beginnt das Spiel von vorne. Das kannst Du bis zu dreimal wiederholen. Anschließend folgt ein Krafttest. Anhand Deiner aktuellen Maximalkraftwerte passt Du Deine Trainingsgewichte an und trainierst wieder in Deinem anfänglichen Wiederholungsbereich. So kannst Du Deine Trainingsleistungen im fortgeschrittenen Stadium kontinuierlich verbessern.

WELCHE ÜBUNGEN SIND FÜR KRAFTAUFBAU SINNVOLL?

Kraftaufbau ist nicht ausschließlich als Muskeltraining zu verstehen. Genau genommen handelt es sich um das Training von Bewegungsabläufen. Daher ist es wichtig, dass Dein Hauptfokus immer auf denselben Grundübungen liegt. Dazu zählen:

- ➔ Kreuzheben
- ➔ Kniebeuge
- ➔ Klimmzüge
- ➔ Rudern
- ➔ Bankdrücken
- ➔ Überkopfdrücken

Das sind die Übungen beziehungsweise Bewegungen, in denen Du stärker werden willst. Diese trainierst Du mit schweren Gewichten und wenigen Wiederholungen. Andere mehrgelenkige Übungen, deren Bewegungsabläufe sehr ähnlich sind – zum Beispiel Beinpresse, Schulterpresse oder Schrägbankdrücken – solltest Du als Assistenzübungen betrachten. Diese führst Du mit dem Ziel aus, Muskulatur aufzubauen. Dementsprechend trainierst Du mit mehr Wiederholungen und weniger Gewicht.

Tipp: Es kann hilfreich sein, für jede Deiner Grundübungen eine Kurzhantel-Variante einzubauen. Beim Training mit Kurzhanteln kannst Du zwar meistens nicht so viel Gewicht bewegen, aber dafür schulst Du Deine Koordination. Denn Deine Muskeln müssen viel mehr stabilisierend arbeiten und nicht nur Bewegungen in der horizontalen, sondern auch in der vertikalen Ebene ausgleichen. Das kann Dir in Deinen Maximalkraft-Übungen wiederum zugutekommen.

WIE SOLLTE DIE ÜBUNGSAUSFÜHRUNG FÜR KRAFTAUFBAU AUSSEHEN?

Im Muskelaufbau-Bereich haben wir Dir erklärt, dass Du auf eine langsame, kontrollierte Übungsausführung mit konstanter Muskelspannung achten solltest. Im Krafttraining ist das anders. Hier geht es nicht darum, die Muskeln dauerhaft unter Spannung zu halten. Es geht darum, die Bewegungsabläufe möglichst effizient zu gestalten – also unter minimalem Kraftaufwand das maximale Gewicht zu bewegen. Wenn Du ein schweres Gewicht bewegen willst, solltest Du eine explosive Übungsausführung anstreben. Wichtig ist natürlich, dass Du dabei eine saubere Technik beibehältst. So bringst Du Deinem Körper nach und nach bei, von jetzt auf gleich alle Muskelfasern anzusteuern, die an einem bestimmten Bewegungsablauf beteiligt sind. Außerdem verkürzt Du die Zeit unter Muskelspannung, was wiederum dazu führt, dass Du höhere Gewichte bewegen kannst.

Beachte: Das gilt nur für die Grundübungen, in denen Du stärker werden willst. Wenn Du Kraftsportler Du Assistenzübungen mit dem Ziel des Muskelaufbaus durchführst, solltest Du die Übungsausführung so beibehalten, wie wir es im Bereich für den Muskelaufbau erläutert haben.

INDIVIDUELLE FAKTOREN

Alle individuellen Faktoren, die wir im Bereich für den Muskelaufbau erläutert haben, gelten auch für das Krafttraining. Wenn es darum geht, schwere Gewicht zu bewegen, haben Deine anatomischen Voraussetzungen aber eine ganz andere Gewichtung. Beim reinen Muskelaufbau ist es vollkommen egal, wie schwer die Gewichte sind – solange sie sich prozentual in einem sinnvollen Verhältnis zu Deiner derzeitigen Maximalkraft bewegen. Krafttraining ist immer leistungsorientiert. Und woran bemisst sich die Leistung eines Kraftsportlers? Klar, an den Gewichten, die er bewegen kann. Deine anatomischen Voraussetzungen – also die Länge Deiner Arme und Beine sowie Deines Rumpfes – spielen für Dein Kraftpotential in bestimmten Übungen eine entscheidende Rolle. Hierbei geht es um die Hebelverhältnisse. Diese bestimmten, wie das Gewicht auf Deine Muskulatur wirkt und wie viel Kraft diese aufbringen muss, um das jeweilige Gewicht zu bewältigen.

Kurze Arme bieten optimale Voraussetzungen für gute Leistungen im Bankdrücken. Denn durch den kurzen Hebel wirkt weniger

Gewicht auf Deine Brustmuskulatur, als es bei einem Sportsfreund mit langen Armen der Fall ist. Außerdem ist der Weg kürzer, über den Du das Gewicht bewegen musst. Das gilt für alle drückenden und ziehenden Bewegungen. Unter dem Strich lässt sich Sagen, dass ein Athlet mit kurzen Armen bessere Voraussetzungen hat, in Oberkörperübungen schwere Gewichte zu bewegen. Dafür ist das Potential für gute Leistungen im Kreuzheben schlechter. Denn je kürzer Deine Arme sind, desto höher musst Du das Gewicht beim Kreuzheben anheben. Dementsprechend sind lange Arme gut fürs Kreuzheben. Wenn Du dazu noch einen kurzen Oberkörper hast – natürlich immer relativ zu Deinem gesamten Körper betrachtet – hast Du optimale Hebelverhältnisse für das Kreuzheben. Für Kniebeugen spielen sowohl die Länge Deines Oberkörpers, als auch die Länge Deiner Oberschenkel eine Rolle. Ein kurzer Oberkörper bietet in Kombination mit kurzen Oberschenkeln optimale Hebelverhältnisse für gute Kniebeuge-Leistungen. Fassen wir nochmal zusammen:

- ➔ Optimal für Bankdrücken/ Überkopfdrücken/ Klimmzüge/ Rudern: Kurze Oberarme
- ➔ Optimal für Kreuzheben: Lange Arme und ein kurzer Oberkörper
- ➔ Optimal für Kniebeugen: Kurzer Oberkörper und kurze Oberschenkel

Wie beim Muskelaufbau schon erwähnt, kannst Du Deine anatomischen Voraussetzungen nicht in Deine Trainingsplanung einfließen lassen. Um richtig stark zu werden, musst Du alle Grundübungen konsequent durchführen. Trotzdem ist es uns wichtig, dass Du über die Auswirkungen Deiner anatomischen Voraussetzungen Bescheid weißt. Dann ärgerst Du Dich vielleicht weniger, dass jemand mehr Gewicht auf der Bank drückt, weil er kürzere Arme hat als Du. Dafür hast Du mit Deinen längeren Armen ein größeres Potential für gute Kraftleistungen im Kreuzheben – oder umgekehrt. Kein Körper bringt für alle Übungen optimale Voraussetzungen mit.

ZUSAMMENFASSUNG – DIE WICHTIGSTEN PUNKTE FÜR DEN KRAFTAUFBAU

Damit Du die wichtigsten Punkte auf einen Blick hast, haben wir diese im Folgenden übersichtlich für Dich zusammengetragen:

➔ **Wie funktioniert Kraftaufbau?** Große Muskeln haben nicht automatisch sehr viel Kraft. Kraft ist das Resultat aus verdickten Muskelfasern und gut ausgebauten neuronalen Pfaden. Dicke Muskelfasern haben „nur" das Potential, sehr viel Kraft zu erzeugen. Dieses Potential können sie aber nur abrufen, wenn Dein zentrales Nervensystem in der Lage ist, einen Großteil der vorhandenen Muskelfasern gezielt anzusteuern. Das bedeutet, wenn Du stärker werden willst, musst Du nicht nur Deine Muskeln zum Wachsen anregen, sondern auch Dein zentrales Nervensystem stimulieren und es dahingehend trainieren, mehr Muskelfasern auf einmal rekrutieren zu können. Das machst Du, indem Du mit schweren Gewichten trainierst, die zwischen 70 und 100 Prozent Deiner Maximalkraft entsprechen

➔ **Intensität, Wiederholungszahl und Satzzahl für Kraftaufbau:** Ein sinnvoller Intensitätsbereich für gezielten Kraftaufbau liegt zwischen 75 und 90 Prozent Deines 1RM. Wie schwer das Gewicht tatsächlich sein sollte, hängt davon ab, wie viele Wiederholungen Du machen willst. Wir raten Dir, für Kraftaufbau nicht mehr als 6 Wiederholungen pro Satz zu machen. Dafür machst Du aber mehr Sätze. Wenn Du zum Beispiel nur 3 Wiederholungen pro Satz machst, kannst Du mit 85 Prozent Deines 1RM trainieren und bis zu 7 Sätze absolvieren

➔ **Wie lang sollten die Satzpausen beim Kraftaufbau sein?** Beim Training mit schweren Gewichten wird Dein zentrales Nervensystem viel stärker belastet, als im klassischen Hypertrophie-Bereich der Fall ist. Daher solltest Du Deinem Körper auch längere Pausenzeiten zwischen den Sätzen einräumen. Je nachdem, wie hoch die Intensität ist, solltest Du mit Satzpausen zwischen 3 und 5 Minuten arbeiten. Versuche dabei auf Deinen Körper zu hören.

➔ **Trainingszyklen – Muskelaufbau für Kraftsportler:** Wenn Du Kraftsport betreiben willst, spielt die Zyklisierung Deines Trainings eine wichtige Rolle. Denn Du musst zwei körperliche Anpassungen hervorrufen – Muskelwachstum und eine Anpassung Deines zentralen Nervensystems. Als Einsteiger musst Du dafür nicht unbedingt mit einem zyklischen Trainingsplan arbeiten. Du kannst auch unterschiedliche Wiederholungsbereiche in Deinen Trainingsplan einbauen. Für fortgeschrittene Sportsfreunde ist es ratsam, das Training in Kraft-, Hypertrophie-, Dealod- und Peeking-Zyklen zu unterteilen.

➔ **Wie funktioniert Progression im Krafttraining?** Die gute

Nachricht: Beim Krafttraining kannst Du deutlich schneller merkliche Erfolge erzielen. Die schlechte Nachricht: Progression im Krafttraining kann kompliziert sein. Denn wir unterscheiden zwischen linearer und nicht linearer Progression. Wenn Du linear steigerst, veränderst Du nur einen von drei Faktoren – meistens das Gewicht. Die veränderbaren Faktoren sind das Trainingsgewicht, die Wiederholungszahl und die Satzzahl. Als Einsteiger kannst Du mit etwas Glück jahrelang linear steigern – also immer mehr Gewicht bewegen, ohne Satz- und Wiederholungszahlen zu verändern. Wir raten Dir, in kleinen Sprüngen zu steigern – um 2,5 Kilo in Grundübungen, unter der Voraussetzungen, dass Du alle Wiederholungen und Sätze sauber geschafft hast. Sobald Deine lineare Progression stagniert, musst Du nicht linear weiter steigern. Ein übliches Schema ist es, das Gewicht um 10 Prozent zu reduzieren und eine Wiederholung mehr pro Satz zu machen – dafür machst Du insgesamt einen Satz weniger. Aus 3 x 7 mit 100 Kilo wird zum Beispiel 4 x 6 mit 90 Kilo. In diesem Wiederholungsbereich steigerst Du Dich so lange, bis Du wieder stagnierst. Dann beginnt das Spiel von vorne.

➔ **Welche Übungen sind für Kraftaufbau sinnvoll?**

Krafttraining ist genau genommen ein Training von Bewegungsabläufen. Für maximale Kraftzuwächse solltest Du versuchen, in komplexen Bewegungsabläufen stärker zu werden – also in den Grundübungen. Dazu zählen Kreuzheben, Kniebeugen, Klimmzüge, Rudern, Bankdrücken und Überkopfdrücken. Diese Übungen bilden das Fundament Deines Trainingsplans. Du trainierst Sie schwer und mit dem Ziel, stärker zu werden. Assistenz- und Isolationsübungen führst Du mit dem Ziel aus, Muskulatur aufzubauen. Es kann hilfreich sein, für jede Grundübung eine Variation mit Kurzhanteln in Deinen Trainingsplan einzubauen. So schulst Du automatisch Deine koordinativen Fähigkeiten, was Dir für Deine Kraft wiederum zugutekommt.

➔ **Wie sollte die Übungsausführung für Kraftaufbau aussehen?** Was wir Dir im Bereich für den Muskelaufbau erklärt haben, trifft für das Ziel des Kraftaufbaus nicht zu. Hier geht es darum, die Bewegungsabläufe möglichst effizient zu gestalten – und nicht darum, eine konstante Muskelspannung zu halten. Wenn Du schwere Gewichte bewegst, solltest Du eine explosive Übungsausführung anstreben. So lernt Dein Körper, in kurzer Zeit möglichst viele Muskelfasern zu rekrutieren. Wenn Du in Deinen Kraft-Trainingsplan Übungen einbaust, mit denen Du Muskeln aufbauen willst, führst Du diese natürlich so aus, wie wir es Dir im Bereich für den Muskelaufbau erklärt haben.

➔ **Individuelle Faktoren:** Alles, was wir zu individuellen Faktoren für den Muskelaufbau gesagt haben, trifft auch für den Kraftaufbau zu. Allerdings haben Deine anatomischen Voraussetzungen – also die Länge Deines Rumpfes und Deiner Extremitäten – für Dein Kraftpotential in den Grundübungen eine viel wichtigere Bedeutung. Hierbei geht es um Hebelverhältnisse. Wenn Du kurze Oberarme hast, ergeben sich daraus optimale Hebelverhältnisse für viel Kraft in Oberkörperübungen – also Bankdrücken, Überkopfdrücken, Klimmziehen oder Rudern. Dafür sind kurze Arme ein großes Hindernis beim Kreuzheben. Für gute Kreuzhebe-Leistungen brauchst Du nämlich einen kurzen Rumpf und lange Arme. Ein hohes Potential für schwere Kniebeugen hast Du hingegen mit einem kurzen Oberkörper und kurzen Oberschenkeln.

BEISPIEL-TRAININGSPLÄNE FÜR KRAFTAUFBAU

Im Folgenden haben wir wieder zwei beispielhafte Trainingspläne für Dich vorbereitet. Einer richtet sich an Anfänger und einer an Fortgeschrittene.

Kraft-Trainingsplan für Einsteiger

Tag 1 (Kraft)	**Tag 2 (Kraft)**
Bankdrücken 6 x 4 mit 75 Prozent 1RM	Kreuzheben 4 x 4 75 mit Prozent 1RM
Überkopfdrücken 3 x 4 mit 75 Prozent 1RM	Kniebeugen 4 x 4 75 mit Prozent 1RM
Seitheben 3 x12	Rudern an der Maschine 4 x 4 mit 75 Prozent 1RM
Trizepsstrecken 3x12	Bizeps-Curls 3 x 12

Tag 3 (Hypertrophie)	Tag4 (Hypertrophie)
Bankdrücken 3 x 12 mit 60 Prozent 1RM	Kreuzheben 4 x 4 60 Prozent 1RM
Überkopfdrücken 3 x 12 mit 60 Prozent 1RM	Kniebeugen 4 x 4 60 Prozent 1RM
Seitheben 3 x12	Klimmzüge 3 x 12
Trizepsstrecken 3x12	Bizeps-Curls 3 x 12

*2 bis 3 Minuten Pause bei 75 % 1RM

*60 bis 90 Sekunden Pause bei 60 Prozent 1RM

Dieser Trainingsplan richtet sich an Sportsfreunde, die gerade in das Krafttraining einsteigen. Die einzige Voraussetzung ist, dass bereits eine solide Technik in den Grundübungen vorhanden ist. Wir haben uns an dieser Stelle bewusst gegen ein zyklisches Training entschieden. Verkompliziere Deinen Trainingsplan nicht unnötig. Am Anfang kannst Du problemlos gleichzeitig Kraft und Muskulatur aufbauen. Um das zu erreichen, trainierst Du viermal pro Woche und hast dabei jeweils zwei Kraft- und zwei Hypertrophie-Tage. Wir raten Dir, montags und dienstags zu trainieren, mittwochs zu pausieren und donnerstags und freitags wieder zu trainieren. Anschließend hat Dein Körper zwei aufeinanderfolgende Tage Zeit, um sich vollständig zu regenerieren. Das muss er auch. Denn für Einsteiger stellt dieser Trainingsplan bereits ein ziemlich ordentliches Pensum dar.

An Tag 1 trainierst Du Bankdrücken und Überkopfdrücken. Da am Bankdrücken mehr Muskulatur beteiligt ist, liegt Dein Fokus mit sechs Sätzen auf dieser Übung. Die Schulter wird beim Bankdrücken bereits stark beansprucht, weshalb Du für den

Anfang gut mit drei anschließenden Sätzen Überkopfdrücken auskommen solltest. Darauf folgen jeweils drei Sätze Seitheben und Trizepsstrecken. Diese dienen eher der Optik. Wenn Du wirklich ausschließlich Deine Kraft trainieren möchtest und das reine Muskelwachstum für Dich eine untergeordnete Rolle spielt, kannst Du diese Übungen auch weglassen. An Tag 3 machst Du die gleichen Übungen – diesmal aber im klassischen Hypertrophie-Bereich. Wichtig ist, dass Du die Grundübungen nicht durch Übungen an Maschinen ersetzt. Wenn Du die Grundübungen beibehältst, baust Du nicht nur Muskulatur auf, sondern schulst an den Hypertrophie-Tagen auch Deine Koordination, was Deiner Maximalkraft wiederum zugutekommt.

Wie an Tag 1 und 3 verhält es sich auch an Tag 2 und 4. Dein Fokus liegt auf Kniebeugen, Kreuzheben und Rudern. Da Du damit drei schwere Übungen an einem Tag hast, raten wir Dir, pro Übung nur vier Sätze zu machen. Damit Du beim Rudern auch wirklich Deinen oberen Rücken belasten kannst, empfehlen wir Dir, diese Übung an einer Maschine durchzuführen. Dein unterer Rücken wird durch das Kreuzheben schon ermüdet sein, was Dich beim Langhantelrudern enorm einschränken kann. An Tag 4 ersetzt Du das Rudern durch Klimmzüge. Dadurch trainierst Du mehr Deinen Latissimus – also den breiten Rückenmuskel. Die Bizeps-Curls kannst Du – falls Du keinen Wert auf dicke Arme legst – getrost weglassen.

Kraft-Trainingsplan für Fortgeschrittene

Unser zweites Trainingplan-Beispiel richtet sich an fortgeschrittene Sportler, die gezielt Kraft aufbauen möchten. Es handelt sich um einen zyklischen Trainingsplan, der insgesamt 10 Wochen dauert und jeweils eine 4-wöchige Kraft- und Hypertrophie-Phase beinhaltet. Darauf folgt eine 1-wöchige Deaload-Phase zur Erholung eine einwöchige Peaking-Phase für die Berechnung der neuen Trainingsgewichte für den nächsten Zyklus.

Hypertrophie-Zyklus (4 Wochen)

Tag 1	**Tag 1 (Variation)**
Bankdrücken 4 x 8 bis 12	Dips 4 x 8 bis 12
Schrägbankdrücken 3 x 8 bis 12	Schrägbankdrücken mit Kurzhanteln 3 x 8 bis 12
Butterfly 3 x 10 bis 15	Negative Butterflys am Kabelzug 3 x 10 bis 15
Überkopfdrücken 4 x 8 bis 12	Überkopfdrücken mit Kurzhanteln 3 x 8 bis 12
Seitheben 3 x 10 bis 15	Seitheben am Kabelzug 3 x 10 bis 15
Trizepsstrecken einhändig über dem Kopf 3 x 8 bis 12	Enges Bankdrücken 3 x 8 bis 15
Trizepsstrecken vor dem Körper 3 x 10 bis 15	Trizepsdrücken im Liegen mit SZ-Stange 3 x 10 bis 15

Tag2	Tag2 (Variation)
Kreuzheben 4 x 8 bis 12	Kreuzheben 4 x 8 bis 12
Kniebeugen 4 x 8 bis 12	Kniebeugen 4 x 8 bis 12
Klimmzüge 4 x 8 bis 12	Rudern an der Maschine 4 x 8 bis 12
Beinstrecker 3 x 10 bis 15	Beinbeuger 3 x 10 bis 15
Vorgebeugtes Seitheben 3 x 10 bis 15	Butterfly-Reverse 3 x 10 bis 15
Bizeps-Curls mit Kurzhanteln 4 x 8 bis 12	Hammer-Curls 4 x 8 bis 12

*60 Prozent 1RM für Grundübungen

*60 bis 90 Sekunden Pause für Grundübungen

*< 60 Prozent 1RM für isolierte Übungen

In den ersten vier Wochen befindest Du Dich im Hypertrophie-Zyklus. Hierbei geht es einzig und allein darum, Muskulatur aufzubauen und die Bewegungsabläufe der Grundübungen beizubehalten. Es handelt sich um denselben Hypertrophie-Plan, den wir Dir in unserem Abschnitt zum Muskelaufbau bereits vorgeschlagen haben. Dieser ist so aufgebaut, dass Du immer zwei aufeinanderfolgende Trainingstage hast, einen Tag pausierst und wieder zwei Tage trainierst.

Kraft-Zyklus (4Wochen)

	Tag 1	Tag 2	Tag 3
Kniebeugen	4 x 6 75% 1RM	5 x 3 85 % 1RM	4 x 6 75% 1RM
Kreuzheben	3 x 6 75% 1RM	3 x 3 85 % 1RM	3 x 6 75% 1RM
Klimmzüge/ Rudern	5 x 5 75% 1RM	3 x 3 85 % 1RM	5 x 5 75% 1RM
Bankdrücken	4 x 6 75% 1RM	5 x 3 85 % 1RM	4 x 6 75% 1RM
Überkopfdrücken	3 x 6 75% 1RM	3 x 3 85 % 1RM	3 x 6 75% 1RM

*Wöchentliche Steigerung der Trainingsgewichte um 2,5 Prozent

Auf den Hypertrophie-Zyklus folgt der Kraft-Zyklus. Dieser beinhaltet drei Trainingstage pro Woche mit jeweils einer schweren Einheit und zwei semi-schweren Einheiten. Das haben wir bewusst so gewählt, damit Dein zentrales Nervensystem genug Zeit hat, um sich von der Belastung zu erholen. Wichtig ist, dass Du Deine Trainingsgewichte von Woche zu Woche erhöhst. Wir raten Dir, mit kleinen Steigerungen von 2,5 Prozent pro Übung zu arbeiten. Wenn Du merkst, dass Du das Gewicht nicht über alle Wiederholungen bewältigen kannst, kehrst Du zum Ursprungsgewicht zurück.

Isolierte Übungen kommen im Kraft-Zyklus überhaupt nicht vor. Du kannst Dich voll und ganz auf Deine Grundübungen konzentrieren. Dabei brauchst Du keine Angst haben, dass Deine Arme in den vier Wochen dünner werden. Diese bekommen beim

Klimmziehen/ Rudern, Bankdrücken und Überkopfdrücken genug Belastung ab.

Deload-Phase (1 Woche)

	Tag 1	Tag 2	Tag 3
Kniebeugen	15-20 x <50 % 1RM	15-20 x <50 % 1RM	15-20 x <50 % 1RM
Kreuzheben	15-20 x <50 % 1RM	15-20 x <50 % 1RM	15-20 x <50 % 1RM
Klimmzüge/ Rudern	15-20 x <50 % 1RM	15-20 x <50 % 1RM	15-20 x <50 % 1RM
Bankdrücken	15-20 x <50 % 1RM	15-20 x <50 % 1RM	15-20 x <50 % 1RM
Überkopfdrücken	15-20 x <50 % 1RM	15-20 x <50 % 1RM	15-20 x <50 % 1RM

Nach acht Wochen des kontinuierlichen Trainings hat sich Dein Körper eine Erholungspause verdient. Das heißt natürlich nicht, dass Du überhaupt nicht trainierst. In der Deload-Phase führst Du dreimal pro Woche alle Grundübungen aus – allerdings mit 15 bis 20 Wiederholungen und einem leichten Gewicht, dass weniger als 50 Prozent Deines aktuellen 1RM entsprechen sollte. Hierbei geht es darum, die Bewegungsabläufe beizubehalten und Deine Muskeln gezielt zu durchbluten. So regst Du die Regeneration an und bereitest Dich auf die Peaking-Phase vor.

Peaking-Phase

Tag 1	Tag 2	Tag 3	Tag 4	Tag 5
Kniebeugen	Bankdrücken	Klimmzüge/ Rudern	Überkopfdrü cken	Kreuzheben

*Bis 1RM steigern

In der letzten Woche Deines 10-wöchigen Trainingszyklus wird es Zeit, dass Du Dir Deine erfolge abholst. Du hast eine ganze Woche Zeit, um jeder Deiner Grundübungen einen eigenen Trainingstag zu widmen. Wärme Dich vorher gut auf und taste Dich langsam an Dein aktuelles Maximalgewicht heran. Das Ziel der Peaking-Einheiten besteht darin, Dein aktuelles 1RM zu ermitteln und herauszufinden, wie sehr Du Dich in den vergangenen Wochen gesteigert hast. Die neuen 1RM-Werte dienen gleichzeitig dazu, die Trainingsgewichte für den nächsten Zyklus festzulegen.

HÄUFIG GESTELLTE FRAGEN ZUM KRAFTAUFBAU

Genau wie im Bereich Muskelaufbau, möchten wir Dir abschließend einige Fragen beantworten, die bezüglich Kraftaufbau häufig gestellt werden.

Was sind gute Kraftleistungen?

Kraftleistungen sollten immer relativ zum Körpergewicht des Athleten betrachtet werden. Allgemein gilt: Du steigst von Anfänger zum fortgeschrittenen Kraftsportler auf, sobald Du Dein eigenes Körpergewicht mindestens einmal drücken und ziehen kannst. Bei den Kniebeugen kannst Du mehr Gewicht bewegen. Hier giltst Du als fortgeschritten, wenn Du das 1,5-fache Deines eigenen Körpergewichtes beugen kannst. Wenn Du an einem Wettkampf teilnehmen möchtest, solltest Du noch etwas stärker werden. „Gute“ Kraftleistungen, die jeder Sportsfreund fast unabhängig von seinem Körpergewicht erreichen kann, wenn er diszipliniert und zielführend trainiert, sind:

- ➔ 180 Kilogramm Bankdrücken
- ➔ 200 Kilogramm Kniebeuge
- ➔ 250 Kilogramm Kreuzheben

Mit solchen Kraftleistungen hast Du gute Chancen, Dich in einem Powerliftung- oder Strongmen-Wettkampf im Mittelfeld zu platzieren.

Fun-Fact: Der aktuelle Weltrekord im Kreuzheben liegt bei 501 Kilogramm und wurde von dem Isländer Hafthor Julius Bjornsson aufgestellt – besser bekannt als „Der Berg“ aus Game of Thrones. Als er diesen sagenhaften Rekord aufgestellt hat, wog er rund 200 Kilogramm und hat damit das 2,5-fache seines eigenen Körpergewichtes gehoben. Wenn Du 80 Kilo wiegst und 200 Kilogramm heben kannst, ist Deine Relativkraft – also Deine Maximalkraft im Verhältnis zu Deinem Körpergewicht – genauso hoch wie die vom Weltrekordhalter.

Wie viel Kraft kann ich in einem Jahr aufbauen?

Wie viel Kraft Du in einem Jahr aufbauen kannst, hängt in hohem Maße von Deiner Ausgangsleistung ab. Grundsätzlich lässt sich sagen: Je „schwächer“ Du am Anfang bist, desto mehr Kraft kannst Du in Deinem ersten Trainingsjahr aufbauen. Mal angenommen, Du wiegst 80 Kilogramm und kannst 80 Kilo einmal im Kreuzheben bewältigen. Dann hast Du sehr viel Luft nach oben und kannst Deine Kraftleistung eventuell schon in den ersten 6 Monaten verdoppeln. Die Kraftzuwächse kommen in diesem Beispiel allerdings weniger durch Muskelaufbau und neuronale Anpassungen zustande, sondern eher durch die Verbesserung Deiner Koordinativen Fähigkeiten beziehungsweise Deiner Technik. Sobald Du Deine Technik weitestgehend optimiert hast, verzeichnest Du weniger Zuwächse. Allgemein kannst Du davon ausgehen, dass Du Deine Trainingsleistungen in den ersten drei Jahren um rund 20 bis 30 Prozent pro Jahr steigern kannst – im ersten Jahr etwas mehr, im zweiten Jahr etwas weniger. Mit steigender Kraftleistung sinkt das Potential. Ein fortgeschrittener Kraftsportler kann seine Leistungen pro Jahr nur noch um 5 bis 10 Prozent verbessern.

Bringt mehr Kraft automatisch mehr Muskelmasse?

Nein, so einfach ist es leider nicht. Natürlich baust Du beim Krafttraining unweigerlich auch Muskulatur auf – allerdings lange nicht so effektiv wie durch ein reines Hypertrophie- beziehungsweise Bodybuilding-Training. Wie wir schon erläutert haben, kommt Kraft nicht nur durch muskuläre, sondern auch durch neuronale Anpassungen zustande. Du kannst sehr viel Kraft aufbauen, ohne Dein äußerliches Erscheinungsbild merklich zu verändern. Schau Dir mal olympische Gewichtheber an. Professionelle Olympioniken können oftmals mehr als 200 Kilogramm über den Kopf drücken und sehen dabei optisch nicht viel muskulöser aus als der durchschnittliche Fitnessstudio-Besucher. Das liegt daran, dass sie ihr zentrales Nervensystem optimal trainiert haben und ihre vorhandene Muskulatur mit maximaler Effizienz ansteuern können. Außerdem arbeiten olympische Gewichtheber mit einer nahezu perfekten Technik. Unter dem Strich bedeutet das: Wer sehr stark ist, muss nicht automatisch stark aussehen. Nichtsdestotrotz bringt mehr Kraft auch Vorteile für den Muskelaufbau mit. Denn mit einer höheren Maximalkraft kannst Du auch mehr Gewicht in dem Wiederholungsbereich bewegen, der Dir am meisten Muskelmasse beschwert – also 8 bis 12 Wiederholungen pro Satz. Wenn Du höhere Gewichte bewegst, baust Du natürlich auch mehr Muskulatur auf.

ERNÄHRUNGSGRUNDLAGEN

Die richtige Ernährung spielt für Deinen Erfolg im Muskel- und Kraftaufbau eine entscheidende Rolle. Dieses Thema ist so komplex, dass wir hierzu ein weiteres Buch schreiben könnten. Daher möchten wir Dir an dieser Stelle lediglich die wichtigsten Ernährungsgrundlagen mit auf den Weg geben. Entscheidend sind die folgenden Faktoren:

- ➔ Kalorienzufuhr
- ➔ Makronährstoffverteilung
- ➔ Mikronährstoffversorgung

Die Kalorienzufuhr

Kalorien geben an, wie viel Energie Dein Körper aus einem bestimmten Lebensmittel gewinnen kann. Wer effektiven Muskel- oder Kraftaufbau betreiben möchte, muss seinem Körper mehr Energie zuführen, als dieser verbraucht. Einerseits lieferst Du Deinem Körper damit die Energie, die er für die aufbauenden Prozesse benötigt. Andererseits signalisierst Du Deinem Organismus, dass derzeit kein Mangel an Lebensmitteln besteht und er bedenkenlos Muskeln aufbauen kann. Du musst verstehen, dass der menschliche Körper eigentlich gar keine Muskeln aufbauen will. Denn sie kosten viel Energie und bedeuten zusätzliches Gewicht, dass Du mit Dir herumtragen musst. Deshalb baut Dein Körper nur sehr widerwillig Muskulatur auf. Wichtig ist, dass Du Deinen Kalorienüberschuss nicht zu hoch wählst. Anderenfalls baust Du nicht nur Muskeln auf, sondern setzt auch schnell unerwünschtes Körperfett an. Dieses wirst Du zwar durch eine Diät wieder los, aber dabei verlierst Du auch unweigerlich einen Teil Deiner hart erkämpften Muskelmasse. Wir sind kein Freund der sogenannten „Dirty Bulks". Das sind Phasen mit einem extrem hohen Kalorienüberschuss. Stattdessen raten wir Dir, einen moderaten Kalorienüberschuss zu wählen. So bleibst Du immer gut in Form und kannst trotzdem effektiv an Kraft und Muskeln zulegen. Aus unserer Sicht ist es sinnvoll, rund 300 Kalorien pro Tag mehr zu essen als Du verbrauchst.

Gut zu wissen: Ein Überschuss von 7.000 Kalorien führt zur Einlagerung von einem Kilogramm Körperfett. Um das Kilo wieder loszuwerden, musst Du rund 9.000 Kalorien einsparen. Das bedeutet, wenn Du jeden Tag einen Kalorienüberschuss von 500 Kalorien hast, nimmst Du ungefähr alle zwei Wochen ein Kilo an Fett zu. Aber keine Angst, der 300-Kalorien-Überschuss für den Muskelaufbau wird von Deinem Körper zum größten Teil verwertet, sodass sich Dein Körperfettanteil kaum erhöht.

Nun stellt sich die Frage, wie viele Kalorien Du überhaupt verbrauchst. So genau kann Dir das keiner sagen. Das ist nicht an jedem Tag gleich und von verschiedenen Faktoren abhängig. Wir unterscheiden dabei zwischen Grundumsatz und Gesamtumsatz. Der Grundumsatz ist die Energiemenge, die Dein Körper nur für die Aufrechterhaltung aller lebensnotwendigen Prozesse benötigt.

Die jeweilige Menge würdest Du auch dann verbrauchen, wenn Du den ganzen Tag nur auf dem Sofa liegst. Der Gesamtumsatz beinhaltet alle Prozesse, die zusätzliche Energie erfordern – in erster Linie muskuläre Aktivität. Für uns ist vor allem der Gesamtumsatz interessant. Den größten Einfluss auf Deinen Kalorienverbrauch haben Deine tägliche körperliche Aktivität und die Menge an Muskelmasse, die Du mit Dir herumträgst.

Um Deinen ungefähren Kalorienverbrauch zu ermitteln, kannst Du Dich den vielen kostenlosen Kalorienrechnern bedienen, die online nutzbar sind. Diese sind zwar nicht besonders präzise, geben Dir aber durchaus brauchbare Richtwerte aus. Nutze ruhig fünf verschiedene Rechner und nimm den Durchschnitt aus den ermittelten Werten. Danach musst Du testen. Achte mindestens zwei Wochen lang genau darauf, Deinen ermittelten Kalorienvierbauch nicht zu über- oder unterschreiten. Nun stellst Du Dich auf die Waage. Wenn Dein Gewicht unverändert ist, hast Du Deinen Kalorienverbrauch genau getroffen. Wiegst Du weniger, kannst Du 100 bis 200 Kalorien mehr am Tag essen.

Wiegst Du mehr, solltest Du 100 bis 200 Kalorien einsparen. Beobachte kontinuierlich die Waage und passe Deine Kalorienzufuhr immer wieder an, bis Dein Gewicht gleich bleibt. Das ist der einzige Weg, Deinen Kalorienverbrauch präzise zu ermitteln. Unterstützend kannst Du einen Fitness-Tracker verwenden. Hierbei handelt es sich um Sport-Uhren, die Deinen Kalorienverbrauch über den Puls ermitteln. Auch diese arbeiten nicht besonders genau, können Dir aber nützliche Richtwerte ausgeben. Außerdem siehst Du, wie sich Dein Kalorienverbrauch entwickelt, wenn Du mehr läufst oder Sport treibst.

Beachte: Sobald Du Muskeln aufbaust, verändert sich auch Dein Kalorienverbrauch. Wenn Du ein Kilogramm Muskelmasse mehr hast, erhöht sich Dein täglicher Grundumsatz um etwa 100 Kalorien. Das bedeutet, wenn Du kontinuierlich Muskeln aufbaust, solltest Du Deine Kalorienzufuhr immer wieder anpassen. Ansonsten wirst Du irgendwann keine Erfolge mehr erzielen.

Die Makronährstoffverteilung

Makronährstoffe sind die Lebensmittelbestandteile, die Deinem Körper Energie liefern und ihm als Baustoff dienen – dazu zählen Eiweiß, Fett und Kohlenhydrate. Eiweiß wird von Deinem Körper vor allem zum Aufbau und Erhalt von Gewebe benötigt, kann bei Bedarf aber auch in Energie umgewandelt werden. Fett ist entgegen der vorherrschenden Meinung keinesfalls ungesund. Es liefert Deinem Körper nicht nur Energie, sondern ist auch für zahlreiche hormonelle und enzymatische Prozesse verantwortlich. Ohne Fette wirst Du krank. Außerdem kann kein Muskelaufbau stattfinden. Die Kohlenhydrate sind der einzige Makronährstoff, der für den menschlichen Körper nicht lebensnotwendig ist. Es handelt sich um einen reinen Energielieferanten. Alle Makronährstoffe können Deinen Körper mit Energie versorgen. Der Kaloriengehalt teilt sich wie folgt auf:

- ➔ Eiweiß – 4,1 Kalorien pro Gramm
- ➔ Fett – 9,3 Kalorien pro Gramm
- ➔ Kohlenhydrate – 4,1 Kalorien pro Gramm

Eiweiß ist vor allem in tierischen Lebensmitteln enthalten – zum Beispiel in Fleisch, Fisch oder Eiern. Dieser Makronährstoff ist unmittelbar am Muskelaufbau beteiligt. Denn alle Muskeln bestehen zum absoluten Großteil aus Eiweiß. Für einen effektiven

Muskelaufbau empfehlen wir, ungefähr 2 Gramm Eiweiß pro Kilogramm Körpergewicht am Tag zu essen. Ein Sportsfreund, der 80 Kilo auf die Waage bringt, sollte seinem Körper also rund 160 Gramm Eiweiß am Tag zuführen. Fett hat zwar viele Kalorien, ist für den Muskelaufbau aber genauso entscheidend wie Eiweiß. Solange Du Deine Fette überwiegend aus hochwertigen Quellen wie Fisch, pflanzlichen Ölen oder Eiern beziehst, brauchst Du Dir unserer Erfahrung nach um Deine Gesundheit keine Sorgen zu machen. Wir empfehlen eine Fettzufuhr von 0,8 Gramm pro Kilogramm Körpergewicht am Tag. Wie schon erwähnt, sind Kohlenhydrate für nichts anderes gut, als Deinen Körper mit Energie zu versorgen. Die Kohlenhydrate kannst Du nutzen, um Deine Kalorienbilanz aufzufüllen. Dabei stellen sie auch die beste Stellschraube dar, um Deine Kalorienzufuhr gezielt zu reduzieren. Sinnvolle Kohlenhydrat-Lieferanten sind zum Beispiel Reis oder Kartoffeln. Nudeln haben den Nachteil, dass die meisten Menschen sehr viel auf einmal davon essen können. Du schießt also schnell über Dein Kalorienziel hinaus.

Hierzu folgendes Rechenbeispiel für einen 80-Kilogramm Athleten: 160 Gramm Eiweiß ergeben 656 Kalorien. Bei einem Körpergewicht von 80 Kilo und einem Richtwert von 0,8 Gramm Fett pro Tag liegt die Zufuhr bei 64 Gramm täglich. Da Fett mit 9,3 Kalorien mehr als doppelt so viel Energie wie Eiweiß und Kohlenhydrate enthält, entspricht das einer Kalorienzufuhr von rund 595 Kalorien. Durch Eiweiß und Fett nimmt ein 80-Kilo-Athlet also 1.251 Kalorien am Tag zu sich. Wenn das Kalorienziel bei 3.000 Kalorien liegt, fehlen noch 1.749 Kalorien. Diese können durch zusätzliche 426 Gramm Kohlenhydrate pro Tag aufgefüllt werden.

Es ist nicht entscheidend, dass Du diese Makronährstoffverteilung jeden Tag punktgenau triffst. Du solltest Dich aber ungefähr in diesem Bereich bewegen. Dazu raten wir Dir, die Nährwertangaben Deiner Lebensmittel bewusst zu studieren. Um alles zusammenzurechnen, kannst Du eine der vielen kostenlos nutzbaren Fitness-Apps verwenden. Wir nutzen hierfür die App „FatSecret“. Dort musst Du nur eingeben, wie viel Du von einem bestimmten Lebensmittel gegessen hast. Anschließend gibt Dir die App den ungefähren Kaloriengehalt und die Makronährstoffverteilung aus.

Die Mikronährstoffe

Mikronährstoffe spielen für Deinen Erfolg im Muskelaufbau mindestens eine genauso bedeutsame Rolle wie die Makronährstoffe. Die Anzahl an Mikronährstoffen ist so groß, dass Dir wahrscheinlich selbst ein Ernährungswissenschaftler nicht die Funktion jedes einzelnen Stoffes erklären kann. Zugegeben, das können wir auch nicht. Was wir aber können, ist Dir verständlich zu erklären, was Mikronährstoffe eigentlich sind. Hierzu ein Vergleich: Stell Dir Deinen Körper als eine Baustelle vor. Die Grundlage für jede Baustelle ist ein bestimmter Baustoff, was in unserem Vergleich das Eiweiß ist. Damit der Baustoff an den erforderlichen Stellen eingebaut werden kann, braucht es Bauarbeiter – in diesem Fall unsere Kohlenhydrate und Fette als Energielieferanten. Das ganze muss natürlich koordiniert ablaufen. Also wird noch jemand benötigt, der den Bauarbeitern sagt, was zu tun ist: Ein Architekt – unsere Mikronährstoffe.

Mikronährstoffe dienen weder als Baustoff, noch liefern sie Energie. Sie sind dafür zuständig, einen ungehinderten Ablauf aller körperlichen Prozesse zu gewährleisten. Dazu zählen

Stoffwechselprozesse, Wachstumsprozesse, Regenerationsprozesse, die Energiebereitstellung oder die Immunabwehr. Wenn es um Mikronährstoffe geht, ist meistens von drei Gruppen die Rede – Vitaminen, Mineralien und Spurenelementen. Tatsächlich gibt es aber sechs Arten von Mikronährstoffen. Dazu zählen:

- ➔ Vitamine
- ➔ Mineralstoffe
- ➔ Spurenelemente
- ➔ Sekundäre Pflanzenstoffe
- ➔ Aminosäuren
- ➔ Fettsäuren

Aminosäuren und Fettsäuren sind nicht mehr als die Bestandteile, aus denen unsere Eiweiße und Fette bestehen. Diese kann Dein Körper aufspalten und verwerten. Sekundäre Pflanzenstoffe sind chemische Verbindungen, die ausschließlich in pflanzlichen Lebensmitteln zu finden sind – vor allem in Kräutern oder grünem Gemüse. Obwohl die Funktion der sekundären Pflanzenstoffe bislang wenig erforscht ist, gelten sie als sehr gesundheitsfördernd.

Kommen wir nun zum Interessanten Teil – den Vitaminen. Was sind Vitamine eigentlich? Es handelt sich um organische Verbindung, die für den menschlichen Organismus als lebensnotwendig gelten – zumindest einige davon. Häufig werden Vitamine als der „Motor des Stoffwechsels" bezeichnet – und das nicht ohne Grund. Denn sie sind maßgeblich ausschlaggebend für eine ungehinderte Stoffwechselfunktion – also die Fähigkeit Deines Körpers, Nährstoffe zu verwerten. Wichtig ist die

Unterscheidung zwischen wasser- und fettlöslichen Vitaminen. Wasserlösliche Vitamine zeichnen sich dadurch aus, dass Dein Körper sie nicht abspeichern kann. Dazu zählen Vitamin C und alle B-Vitamine. Die fettlöslichen Vitamine können hingegen langfristig abgespeichert werden, weshalb ein Mangel unwahrscheinlich ist. Dazu zählen zum Beispiel Vitamin A, E, D oder K.

Achtung: Die Mikronährstoffversorgung ist nicht nur für Sportler wichtig, sondern für jeden Menschen. Ein Mangel an Mikronährstoffen kann nicht nur Beschwerden wie Müdigkeit, Übelkeit oder Erbrechen verursachen, sondern im schlimmsten Fall lebensbedrohlich sein. Allgemein gilt: Ein Vitamin- oder Mineralstoffmangel zeigt sich immer durch die umgekehrte Funktion des Mikronährstoffs. Vitamin C ist zum Beispiel wichtig für Dein Immunsystem. Wenn Du zu wenig davon hast, wird die Funktion Deines Immunsystems beeinträchtigt.

Zu den wichtigsten Vitaminen zählen:

- ➔ Vitamin A: Sehkraft
- ➔ Vitamin C: Immunsystem
- ➔ Vitamin E: Schutz vor freien Radikalen
- ➔ Vitamin D: Unterstützung der Aufnahme von
- ➔ Kalzium, Phosphor und Vitamin A
- ➔ Vitamin K: Regulierung des Kalzium-Haushalts
- ➔ Vitamin B12: Unterstützung des Eiweißstoffwechsels

Mineralstoffe und Spurenelemente sind im Grund dasselbe – anorganische Verbindungen. Der Unterschied zwischen diesen beiden Arten von Mikronährstoffen besteht darin, dass Dein Körper nur sehr geringe Mengen an Spurenelementen benötigt.

Von Mineralstoffen sind größere Mengen erforderlich. Mineralien und Spurenelemente erfüllen ähnliche Aufgaben wie Vitamine. Sie sind entscheidend für zahlreiche Stoffwechselprozesse und spielen zum Beispiel eine Rolle für die Bildung von Hormonen und Enzymen. Zu den wichtigsten Mineralstoffen gehören:

- ➔ Zink: Unterstützung von Eiweißstoffwechsel und Immunsystem
- ➔ Eisen: Unterstützung des Sauerstofftransports und der Blutbildung
- ➔ Magnesium: Unterstützung der Muskelfunktion
- ➔ Calcium: Erhalt und Aufbau der Knochen

Der Bedarf an Mikronährstoffen kann normalerweise problemlos über eine vielseitige und ausgewogene Ernährung gedeckt werden. Du musst nicht penibel darauf achten, täglich auf Deinen Bedarf jedes einzelnen Mikronährstoffs zu kommen. Ernähre Dich einfach ausgewogen und überwiegend von natürlichen, unverarbeiteten Lebensmitteln. Dann deckst Du Deinen Bedarf an Vitaminen und Mineralien ganz automatisch. Vitamine sind nicht nur in Obst und Gemüse enthalten. Wertvolle Mikronährstoff-Quellen sind auch Fleisch, Eier oder Haferflocken. Wusstest Du, dass Eier alle Vitamine außer Vitamin C enthalten? Grünes Gemüse wie Brokkoli oder Kohl sowie Paprika oder Spinat sollten ebenfalls auf keinem Speiseplan fehlen.

Tipp: Für eine zuverlässige Deckung Deines Mikronährstoff-Bedarfs solltest Du 500 bis 1.000 Gramm Gemüse am Tag essen. Wenn Du es Dir leicht machen möchtest, kannst Du Dein Gemüse auch trinken – und zwar in Form eines Smoothies. Gib beispielsweise 700 Gramm gedünsteten Brokkoli mit 300 Gramm Beeren und 500 Milliliter Wasser in einen Mixer. Das hört sich zwar nicht besonders lecker an, lässt sich aber durchaus trinken. Du kannst auch andere Beeren und Gemüsesorten verwenden. So kannst Du leicht eine kontinuierliche Versorgung an Mikronährstoffen gewährleisten, ohne zu jeder Mahlzeit große Mengen an Gemüse essen zu müssen.

SUPPLEMENTE – SIND NAHRUNGSERGÄNZUNGSMITTEL NOTWENDIG?

Klar, den Unternehmen in der Nahrungsergänzungsmittel-Branche ist viel daran gelegen, dass Du denkst, Muskelaufbau würde nur mit bestimmten Supplements funktionieren. Zum Glück können wir Dir versprechen, dass dem nicht so ist. Ein Großteil der erhältlichen Nahrungsergänzungsmittel ist schlichtweg unnötig. Dazu zählen zum Beispiel Weight-Gainer, die aus nicht mehr als Kohlenhydraten bestehen und Dir lediglich Energie liefern. Das tut eine Banane genauso gut. Auch Booster sind aus unserer Sicht in den meisten Situationen wenig hilfreich. Diese enthalten bestimmte Stimulanzien und häufig viel Koffein. Damit sorgen sie dafür, dass Du Dich wacher und leistungsfähiger fühlst. Auf lange Sicht ist die Einnahme eines Boosters aber eher kontraproduktiv. Denn mit der Zeit gewöhnst Du Dich an die Wirkung. Das führt dazu, dass Du immer mehr von Deinem Booster einnehmen musst, um die ursprüngliche Wirkung zu erzielen. Außerdem kann es bei häufiger Einnahme dazu kommen, dass Du Dich ohne Booster nur noch schwer für Dein Training motivieren kannst.

Wir wollen nicht behaupten, dass alle Nahrungsergänzungsmittel sinnlos sind. Ganz im Gegenteil. Eine Handvoll der erhältlichen Supplements ist Gold wert. Die drei aus unserer Sicht nützlichsten Nahrungsergänzungsmittel möchten wir Dir natürlich nicht vorenthalten.

Whey-Protein

Grundsätzlich ist ein Eiweißpulver für den Muskelaufbau nicht unbedingt notwendig. Ein gutes Whey-Protein kann Dir das Leben aber einfacher machen. Besonders nützlich ist es an Tagen, wo Du nicht viel Zeit zum Essen hast. Ein Whey-Protein kann Dir dabei helfen, Deinen Eiweißbedarf trotzdem zuverlässig zu decken. Außerdem bietet es Dir eine optimale Eiweißversorgung nach dem Training.

Aber warum gerade ein Whey-Protein? Schließlich gibt es zig andere Arten von Eiweißpulver. Ganz einfach: Weil es sich um hochwertiges Eiweiß handelt. Whey- beziehungsweise Molkeneiweiß wird aus Milch gewonnen und hat eine biologische Wertigkeit von 104. Die biologische Wertigkeit sagt aus, wie gut das Eiweiß aus einem bestimmten Lebensmittel in körpereigenes Eiweiß umgewandelt werden kann. Zum Vergleich: Das Hühnerei ist das natürliche Lebensmittel mit der höchsten biologischen Wertigkeit von 100. Außerdem ist Whey-Protein sehr schnell verdaulich, wodurch es sich optimal für die Einnahme nach dem Aufstehen oder nach einem intensiven Training eignet. An diesen Zeitpunkten hat Dein Körper einen besonders hohen Eiweißbedarf. Wir raten Dir, zu einem Whey-Isolat zu greifen. Dieses enthält fast keine Fette oder Kohlenhydrate.

Tipp: Nach dem Training braucht Dein Körper nicht nur Eiweiß, sondern auch schnell verfügbare Kohlenhydrate. Ein optimaler Shake nach dem Training könnte aus einer Portion Whey-Protein (ungefähr mit 30 Gramm Eiweiß) und 60 Gramm Traubenzucker bestehen. So lieferst Du Deinem Körper alles, was er unmittelbar nach dem Muskeltraining braucht.

Kreatin

Kreatin hat als Nahrungsergänzungsmittel nicht unbedingt den besten Ruf – und das vollkommen zu Unrecht. Kreatin ist kein künstlicher, von Menschenhand geschaffener Stoff. Das Gegenteil ist der Fall. Es handelt sich um eine organische Säure, die vom menschlichen Körper in der Leber, den Nieren und der Bauchspeicheldrüse gebildet wird. Gespeichert wird es vor allem in Deinen Muskelzellen. Kreatin ein wichtiger Bestandteil des menschlichen Organismus und erfüllt unterschiedliche Aufgaben. Dazu gehören vor allem:

- ➔ Wichtig für die Kontraktionsfähigkei der Muskelfasern
- ➔ Verbesserung die Energiebereitstellung innerhalb der Muskulatur
- ➔ Beteiligung an der Funktion der Hirn- und Nervenzellen

Beim Kraftsport hilft Dir Kreatin, die Kontraktionsfähigkeit Deiner Muskeln zu verbessern, was wiederum dazu führt, dass Du im Training etwas länger durchhältst. Dadurch kannst Du mehr Volumen (Trainingseinheiten x Wiederholungen x Gewicht) anhäufen, was langfristig natürlich auch zu einem besseren Muskelwachstum führt. Schließlich ist das Trainingsvolumen einer der wichtigsten Faktoren für das Muskelwachstum. Zudem ist es, wie schon angeschnitten, in Deinen Muskeln gespeichert und bindet Wasser. Dadurch ergibt sich für Dich ein positiver

Nebeneffekt. Denn durch die Wassereinlagerungen – die völlig normal und unbedenklich sind – wirken Deine Muskeln insgesamt etwas größer und praller.

Viele glauben, dass Kreatin Wasser unter der Haut einlagert und ein schwammiges Aussehen verursacht. Das ist allerdings ein Irrglaube. Kreatin bindet Wasser nur dort, wo es gespeichert wird – in den Muskeln.

Ein rund 70 Kilogramm schwerer Mann mit einem durchschnittlichen Körperbau ist in der Lage, knapp 120 Gramm Kreatin zu speichern. Das ist allerdings nur ein Richtwert. Der tatsächliche Wert hängt davon ab, wie viel Muskelmasse tatsächlich vorhanden ist. Besonders rotes Fleisch, Fisch oder Milchprodukte sind potente Kreatin-Quellen. Allerdings ist es über die tägliche Ernährung fast unmöglich, die Kreatin-Speicher komplett zu füllen. Daher ist eine Nahrungsergänzung mit Kreatin sinnvoll. Der Großteil Deines Kreatin-Vorrats bleibt in der Regel unangetastet in den Muskelzellen gespeichert. Belastet Du Deinem Körper regelmäßig, wird auch mehr Kreatin verbraucht. Laut allgemeinen Empfehlungen solltest Du täglich 3 bis 5 Gramm Kreatin zu Dir nehmen, um von den positiven Effekten zu profitieren. Entgegen vieler Empfehlung brauchst Du Kreatin auch nicht als Kur nutzen, sondern kannst es dauerhaft verwenden. Oft wird beim Konsum von Kreatin auch von „Ladephasen" gesprochen. Dabei nehmen Sportler in der ersten Woche zum Beispiel jeden Tag 20 bis 25 Gramm Kreatin zu sich. Wenn Du vor hast, Kreatin langfristig zu nutzen, kannst Du darauf getrost verzichten.

Omega-3-Fettsäuren

Omega-3-Fette sind ungesättigte, lebensnotwendige Fettsäuren, die für ihre entzündungshemmenden Eigenschaften bekannt sind. Sie kommen vor allem in fettigem Fisch vor, der bei den meisten Menschen nicht besonders oft auf dem Speiseplan steht. Den Fettsäuren wird eine Beteiligung an den folgenden körperlichen Prozessen zugesprochen:

- ➔ Schmerzregulierung
- ➔ Regulierung des Blutdrucks
- ➔ Positiver Einfluss auf Herz- und Hirnfunktion
- ➔ Positiver Einfluss auf Stoffwechsel und Immunsystem
- ➔ Beteiligung am Muskelaufbau
- ➔ Voraussetzung für die Produktion von entzündungshemmenden Eicosanoiden

Besonders hervorzuheben ist, dass Omega-3-Fettsäuren die Voraussetzung für die Bildung von entzündungshemmenden Eicosanoiden sind. Das macht sie zum Gegenspieler der Omega-6-Fettsäuren. Diese werden häufig als die „schlechten" Fette abgetan. Das ist allerdings ein Trugschluss. Denn Omega-6-Fette sind ebenfalls lebensnotwendig. Sie fungieren als Bestandteil der Zellmembranen und sind wichtig für die Regulation von Wachstumsprozessen. Außerdem sind sie entscheidend für die Bildung von Prostaglandinen – den Gegenspielern der Eicosanoiden. Prostaglandine sind proinflammatorische – also entzündungsfördernde – Abkömmlinge von Fettsäuren, die als Gewebshormone wirken. Diese sorgen dafür, dass entzündliche Prozesse in Deinem Körper überhaupt ablaufen können. Wichtig zu wissen ist, dass Entzündungen nichts Schlechtes sind. Zur Regeneration nach dem Sport oder bei einer einfachen Erkältung sind sie sogar unerlässlich, damit Du schnell wieder gesund wirst.

So weit, so gut. Kommen wir nun zum eigentlichen Problem. Das liegt nicht etwa in den „bösen“ Omega-6-Fetten, sondern vier mehr in unserer Ernährung – vor allem in der westlichen Welt. Schau Dir nur mal die Ernährungspyramide an, die von der WHO empfohlen wird (mittlerweile ist es ein Kreis). Dort wird uns geraten, unseren Kalorienbedarf vor allem über Getreideprodukte zu decken. Scheinbar wurde aber nicht berücksichtigt, dass diese sehr reich an Omega-6-Fettsäuren sind. Wenn vermehrt Omega-6-Fette zugeführt werden, kommt es unweigerlich zu einer vermehrten Produktion von Prostaglandinen. Wenn zu viele Prostaglandine vorhanden sind und zeitgleich wenig Omega-3-Fette zur Verfügung stehen, die den entzündlichen Prozessen entgegenwirken können, kann es zu gesundheitlichen Problemen kommen. Typisch sind zum Beispiel Gelenkschmerzen. Die vielen entzündlichen Prozesse stehen aber auch im Verdacht, chronisch entzündliche Erkrankungen wie Morbus Crohn zu verursachen. Abschließend lässt sich sagen, dass das Problem nicht in den Omega-6-Fettsäuren an sich liegt. Es liegt darin, dass über Getreideprodukte zu viel davon gegessen wird.

Omega 3 – zum Beispiel in Form von Fischöl-Kapseln – bietet Dir die Möglichkeit, eine gesteigerte Zufuhr an Omega-6-Fetten auszugleichen. Außerdem unterstützt Du Deinen Körper bei der Regeneration nach dem Training. Denn entzündliche Prozesse finden auch im Rahmen der muskulären Regeneration statt. Am besten Wäre es, ein Verhältnis von 1:1 anzustreben. Ein Verhältnis von 10:1 wäre aber immer noch besser als 30:1 – was in der westlichen Welt kein unüblicher Wert ist. Wie viele Omega-3-Fettsäuren Du genau brauchst, können wir Dir leider nicht sagen. Diese Empfehlung kann Dir nur ein Arzt oder

Ernährungsberater aussprechen, der Deine Lebensumstände und Deine Krankheitsgeschichte kennt. Allgemein lässt sich aber sagen, dass ein „zu viel“ an Omega 3 nur schwer möglich ist. Durch unsere westliche Ernährung haben wir meist so viel Omega 6, dass ein Verhältnis von 1:1 ohnehin nicht erreicht wird.

TRAININGSSYSTEME

Wir möchten Dir die Möglichkeit nicht vorenthalten, Trainingssysteme in die Erstellung Deines Trainingsplanes einzubeziehen. Aber was ist eigentlich ein Trainingssystem? Grundsätzlich handelt es sich dabei um einen Rahmen, der die wesentlichen Faktoren der Trainingsplanung vorgibt – also die Intensitäten sowie Wiederholungs- und Satzzahlen. Was die Übungsauswahl betrifft, geben Dir die meisten Trainingssysteme viel Spielraum. Drei bekannte Trainingssysteme möchten wir Dir im Folgenden vorstellen.

Das 5-x-5-System

5 x 5 Ist ein Trainingssystem, dass sich sowohl für Einsteiger, als auch für Fortgeschrittene eignet. Wie Du anhand der Bezeichnung schon erahnen kannst, absolvierst Du bei diesem System 5 Sätze à 5 Wiederholungen mit 80 bis 85 Prozent Deines Maximalgewichtes – und zwar in allen Grundübungen. Das heißt, wenn Du dieses Trainingssystem nutzen möchtest, solltest Du mindestens Kniebeugen, Kreuzheben und Bankdrücken ausführen. Optional kannst Du Deine Übungsauswahl um Überkopfdrücken, Langhantelrudern und Klimmzüge erweitern.

Wenn Du zusätzliche isolierte Übungen durchführen möchtest, kannst Du das mit den klassischen drei Sätzen à 8 bis 12 Wiederholungen machen.

Das Ziel des 5x5-Trainings ist ein gleichmäßiger Aufbau von Kraft und Muskelmasse. Durch die recht schweren Lasten und niedrigen Wiederholungszahlen kommt es zu einer Anpassung Deines zentralen Nervensystems, was maßgeblich ausschlaggebend für bessere Kraftleistungen ist. Um trotzdem ein hohes Gesamtvolumen zu haben – also die Sätze multipliziert mit den Wiederholungen multipliziert mit dem Gewicht – werden im 5x5-Training fünf Sätze absolviert. Du machst also insgesamt 25 Wiederholungen, womit auch ein solider Aufbau von Muskelmasse möglich ist. In einem klassischen Hypertrophie-Training, das mehr für reine Muskelmasse als für Kraft sorgt, machst Du mit 3 x 8-12 insgesamt nur 5 bis 9 Wiederholungen mehr – und das mit einem niedrigen Gewicht von etwa 60 Deiner Maximalgewichtes. Du siehst also, das Gesamtvolumen und damit auch das Potential für den Aufbau von Muskelmasse ist bei beiden Trainingsmethoden sehr ähnlich. Beim 5x5 trainierst Du aber deutlich schwerer und kannst bessere Kraftzuwächse erwarten.

Das holistisches Training

Beim holistischen Training geht es darum, alle Wiederholungsbereiche in einer Trainingseinheit abzudecken. Es handelt sich um eine Abwandlung des „Hatflied-Trainings“ von Dr. Fred Hatflied. Dieses unterteilt sich in die Wiederholungsbereiche, die wir Dir bereits erläutert haben:

- ➔ 1-5 Wiederholungen mit 80-100% Deines 1RM (Schnellkraft/ Anpassung des zentralen Nervensystems)
- ➔ 6-15 Wiederholungen mit 60-80% Deines 1RM

(Hypertrophie/ Verdickung der Muskelfasern)

➔ 15+ Wiederholungen mit <60% Deines 1RM (Muskelausdauer/ zum Beispiel Verbesserung der Sauerstoffversorgung)

Obwohl jeder dieser Wiederholungsbereiche eine andere körperliche Anpassung zur Folge hat, besteht in jedem Wiederholungsbereich das Potential für Muskelwachstum. Mit dem holistischen Training trainierst Du sehr effizient. Viele Sportsfreunde periodisieren ihr Training und bauen bereits unterschiedliche Wiederholungsbereiche in ihre Einheiten ein. Dein Körper passt sich jedoch immer nur an die aktuellen Gegebenheiten an. Das heißt, wenn Du jetzt im niedrigen Wiederholungsbereich trainierst und nächsten Monat 15 Wiederholungen pro Übung machst, gehen Dir Deine Kraft-Fortschritte aus dem letzten Monat wahrscheinlich wieder verloren. Umgekehrt natürlich genauso. Mit dem holistischen Training kannst Du durchgängig alle Wiederholungsbereiche abdecken und so das volle Wachstumspotential Deiner Muskulatur ausschöpfen.

Beim holistischen Training teilst Du alle großen Muskelgruppen auf jeweils einen Trainingstag auf. Du musst also mindestens viermal pro Woche zum Sport gehen, um Brust, Rücken, Schulter und Beine ganzheitlich zu trainieren. Wenn es Dein Terminkalender nicht zulässt, kannst Du Brust und Schultern aber auch auf einen Tag zusammenlegen. Der Ablauf ist bei jeder Muskelgruppe gleich:

➔ Drei Übungen mit jeweils 3-4 Sätzen

➔ Zuerst eine schwere Grundübung (4-6 Wiederholungen)

- ➔ Danach eine etwas isoliertere, mehrgelenkige Übung (8-12 Wiederholungen)
- ➔ Zuletzt eine stark isolierte Übung mit leichtem Gewicht (15-20 Wiederholungen)

Volumentraining

Das Volumentraining ist ein reines Hypertrophie-System. Das heißt, es geht ausschließlich um Muskelaufbau. Der Aufbau von Kraft spielt hierbei keine Rolle. Es basiert auf einem System, dass erstmals in den 70er Jahren von Rolf Heser eingesetzt wurde, der zur damaligen Zeit Nationaltrainer im Gewichtheben war. Heser nutze das System vor allem dazu, seine Schützlinge möglichst schnell in die nächsthöhere Gewichtsklasse zu bringen – und zwar durch gezielten Muskelaufbau. Dieses System funktioniert wie eine Intensitätstechnik. Es eignet sich hervorragend zum Überwinden eines Plateaus.

Das Grundprinzip des Systems ist denkbar einfach. Such Dir dazu eine beliebige Grundübung aus und finde heraus, wo Dein derzeitiges Maximalgewicht in der jeweiligen Übung liegt. Beim Volumentraining nutzt Du davon lediglich 60 Prozent. Nun kommen wir zum interessanten Teil. Denn dieses System ist nichts für schwache Nerven – oder Gelenke. Mit Deinem Trainingsgewicht von 60% machst Du nämlich 10 Sätze à 10 Wiederholungen. Die gute Nachricht ist, dass Dein Training nach den zehn Sätzen bereits geschafft ist. Die schlechte Nachricht ist, dass das Volumentraining keine Reduzierung der Gewichte vorsieht. Du musst also alle zehn Sätze mit demselben Gewicht bewältigen. Wahlweise kannst Du anschließend noch Assistenzübungen hinten dranhängen – zum Beispiel für die Arme oder die Waden. Das war es schon. Das Volumentraining ist nicht kompliziert. Dafür ist es knüppelhart und setzt Menge Disziplin voraus.

Achtung: Das deutsche Volumentraining ist nicht für den dauerhaften Einsatz gedacht. Du solltest es ausschließlich als Hilfsmittel zur Überwindung des nächsten Plateaus betrachten und es nicht länger als 6-12 Wochen durchführen.

Keine Angst, für Deinen Erfolg mit dem deutschen Volumentraining ist es nicht entscheidend, dass Du in allen zehn Sätzen wirklich zehn Wiederholungen schaffst. In der Regel ist es so, dass Du in den ersten 3 bis 4 Sätzen deutlich mehr schaffen könntest. Du machst aber nur 10 und keine Wiederholung mehr. Denn wie es der Name schon verrät, ist ein höchstmögliches Gesamtvolumen das erklärte Ziel des Volumentrainings. Wenn Du Dich schon in den ersten Sätzen völlig verausgabst, raubst Du Dir viel Potential für die kommenden Sätze. In den letzten zwei bis drei Sätzen sind für gewöhnlich keine zehn Wiederholungen mehr drin – und das ist auch gut so. Immerhin sollst Du an Deiner absoluten Belastungsgrenze trainieren – mit dem Ziel, irgendwann alle zehn Sätze vollzumachen. Sobald Du das geschafft hast, steigerst Du das Gewicht um etwa fünf Prozent und das Spiel beginnt von Vorne. Üblicherweise wird das Volumentraining in einem 4er Split trainiert, damit Du jeder großen Muskelgruppe jeweils einen eigenen Trainingstag widmen kannst. Ob Du noch zusätzliche Assistenzübungen einbaust, bleibt Dir natürlich selbst überlassen.

Printed in Poland
by Amazon Fulfillment
Poland Sp. z o.o., Wrocław

89752608R00063